Practical Bedside Echocardiography Cases

An Atlas for Mobile Devices

Daniel M. Shindler

床旁超声心动图病例实践

可移动设备超声图谱

编　著　〔美〕丹尼尔·M.辛德勒

主　译　唐　红　殷拥军　孔令秋

副主译　曹仲颖　董　勇

天津出版传媒集团

天津科技翻译出版有限公司

著作权合同登记号:图字:02-2015-229

图书在版编目(CIP)数据

床旁超声心动图病例实践:可移动设备超声图谱/
(美)丹尼尔·M.辛德勒(Daniel M. Shindler)编著;
唐红,殷拥军,孔令秋主译. —天津:天津科技翻译出
版有限公司,2021.6
书名原文:Practical Bedside Echocardiography Cases:
An Atlas for Mobile Devices
ISBN 978-7-5433-3995-8

Ⅰ.①床… Ⅱ.①丹… ②唐… ③殷… ④孔… Ⅲ.
①超声心动图-图谱 Ⅳ.①R540.4-64

中国版本图书馆 CIP 数据核字(2019)第 272287 号

授权单位:McGraw-Hill Education(Asia) Co.
出　　版:天津科技翻译出版有限公司
出 版 人:刘子媛
地　　址:天津市南开区白堤路 244 号
邮政编码:300192
电　　话:022-87894896
传　　真:022-87895650
网　　址:www.tsttpc.com
印　　刷:高教社(天津)印务有限公司
发　　行:全国新华书店
版本记录:880mm×1230mm　16 开本　19.5 印张　400 千字
　　　　　2021 年 6 月第 1 版　2021 年 6 月第 1 次印刷
　　　　　定价:138.00 元

(如发现印装问题,可与出版社调换)

译者名单

主　译　唐　红　殷拥军　孔令秋

副主译　曹仲颖　董　勇

译　者　(按姓氏汉语拼音排序)

曹仲颖　沧州市人民医院

陈　力　山东省立医院

董　勇　郑州市心血管病医院

樊荣亮　广州市番禺区市桥医院

费洪文　广东省人民医院

冯德喜　内蒙古自治区人民医院

冯朋朋　浙江省中医院

郭亚军　中国医科大学附属盛京医院

胡才宝　浙江医院

黄宏琳　厦门儿童医院

孔令秋　成都中医药大学附属医院

李　燕　徐州市第三人民医院

李继光　淄博市妇幼保健院

李晓艳　内蒙古医科大学附属医院

林　杰　江苏省泰州市人民医院

刘　镭　香港大学深圳医院

慕长虹　北京美中宜和综合门诊

权　欣　中国医学科学院阜外医院

沈建红　保柏卓健广州医疗中心

唐　红　四川大学华西医院

王　磊　山东省滕州市中心人民医院

王　欣　中国医科大学附属盛京医院

王清国　滨州市人民医院

魏　薪　四川大学华西医院

许丽丽　成都市武侯区人民医院

姚　静　江苏省人民医院

叶晓光　首都医科大学附属北京朝阳医院

殷拥军　成都中医药大学附属医院

喻晓娜　中国医科大学附属盛京医院

张　楠　山东省立医院

张　雪　成都中医药大学附属医院

张小杉　内蒙古医科大学附属医院

章春泉　南昌大学第二附属医院

赵成军　济南市第四人民医院

郑　凯　南京医科大学附属苏州医院

朱曼焰　上海市徐汇区中心医院

* 感谢超声俱乐部发起众筹翻译

编者简介

Daniel M. Shindler, MD

丹尼尔·M.辛德勒

美国新泽西州新不伦瑞克省

罗格斯-罗伯特·伍德·约翰逊医学院教授

中文版序言

20世纪50年代，超声心动图作为一项新兴的诊断技术开始应用于临床实践。经过半个多世纪的发展，超声检查技术由我们熟悉的单线M型、单平面二维超声，已逐渐发展成为能显示心脏结构立体形态的实时三维超声心动图。其应用范围也从超声诊断室过渡到了手术室、心导管室、重症监护室及急诊科。目前，超声心动图不仅用于心脏疾患的临床诊断，同时也在患者术式选择、术中监护、术后追踪与疗效评估方面发挥重要作用。

无论是传统手术室、心导管室还是Hybrid手术室，许多患者的治疗都需要超声心动图医师的参与。超声医师已从既往单独从事诊断过渡到了临床治疗的决策中，这正是多学科交叉发展的必然趋势。然而，由于我国学科发展的独有特点，心脏超声在很多医院仍隶属于超声科或放射科，很多心血管临床医师不了解超声学科的发展趋势，也不具备基本超声诊断技能。

20世纪90年代，笔者考取陈灏珠院士的博士研究生以后，曾跟随我国超声先驱姜楞教授系统学习心脏超声，是国内较早一批掌握超声检查技术的临床医师。在我看来，在理解心脏解剖及血流动力学方面，超声确实是最有力的无创性工具，是临床医师的另外一双眼睛。所以，我一直都建议将超声影像作为心内科医师的基本功去培训。

但年轻医师，尤其是中小医院的低年资医师，想要掌握心脏超声格外困难。一方面是因为他们参与多学科交叉学习的机会有限，另一方面也与缺乏相应著作以总结和指导临床实践有关。目前，国内超声专著仍多以疾病诊断为撰写重点。以临床为中心，专门介绍超声心动图床旁应用的专著少之又少。

眼前的这本《床旁超声心动图病例实践：可移动设备超声图谱》是一种全新出版模式的参考书，它以病例为中心、以问题为出发点，将常见心脏疾病的超声表现、心电图、体格检查做了细致的解析和讨论。为体现病例的完整性，编者将超声图像及视频整合，并以850个二维码的形式植入文中，读者只需手机扫描便可访问。本书不仅仅是一本超声著作，更是一套移动的掌上图谱。

受出版社委托，我的学生孔令秋医生召集国内30余名心内科和超声科的中青年专家，将其翻译为中文。翻阅全书，我发现本书除了包括丰富的医学知识，编者还添加了许多习语、俚语，这无形中增加了翻译的难度。经过翻译团队的努力，达到了"信、达、雅"的出版要求。他们不仅收获了知识和友情，也借助本书对西方文化有了一定的认识。希望本书能成为年轻医生超声入门的良师益友。

中国科学院院士
中国心血管健康联盟主席
上海市心血管病研究所所长
中华医学会心血管病学分会主任委员

中文版前言

随着现代医学的发展,超声心动图正越来越普遍地在各级医院开展。对心血管疾病患者来说,实时、准确的血流动力学评估,有助于指导诊断、治疗和评价预后。床旁超声心动图检查是常规超声检查在空间上的一种延伸,可帮助临床医生快速准确地评估心脏结构及功能。与心脏断层扫描、心肌磁共振、心脏造影等技术相比,超声检查具备安全无创、价格低廉、结果可靠、可重复性好,且不干扰抢救过程等优势,可以为临床医生提供更全面的检查信息,故而受到心血管科医生的一致青睐。

在大型心脏中心,床旁超声的开展可以为临床突发心脏事件的处理提供及时准确的诊治依据,增加医疗干预的合理性、科学性和准确性。但目前国内超声教材中,多侧重于疾病的诊断和鉴别诊断,着眼于床旁超声心动图的内容少之又少。而且,多数超声检查者都是由超声科医师兼任,由于其并不参与临床诊疗,往往不能真正把握心血管科医生的真实需求,检查也停留在"看图说话"的层面。

眼前这本多媒体教材,从临床病例出发,除涉及大量理论性内容外,还将大量完整的病例动态视频通过二维码的形式植入到书中,主要介绍了床旁超声心动图在临床应用的必要性,系统讲授床旁超声心动图规范操作标准及报告。同时,还介绍了急诊、床旁超声心动图应用技术的图像干扰及新进展等,探讨相关学术动态与最新发展趋势。本书内容贴近临床实际,具有较强的实用价值。

为了更好地向国内同行推荐床旁超声心动图,受天津科技翻译出版有限公司委托,我们组织国内心血管临床、超声方面的中青年专家,精心翻译和校对了这本移动设备超声图谱。通过对书中大量经典病例的学习,所有译者均获益良多,大大提高了床旁超声心动图检查的信心。相信本书的出版,能够成为超声初学者掌握床旁超声心动图的工具书。

最后,感谢天津科技翻译出版有限公司为我们一群年轻医生提供了展示自己的舞台。由于译者水平所限,书中可能有错漏之处,希望广大读者批评指正,大家一起学习、共同提高。

2021 年 3 月

前　言

超声心动图是心血管疾病重要的诊断工具。本书的编排模式对不同训练和实践层次的读者均有很大帮助。书中我们提出了一些困扰读者的问题,随之从实践的角度给予相应的解释、讨论及解答。示意图及相应解答以二维码的形式附于书中,读者可通过手机扫描二维码观看。

书中在适当的位置增加了一系列连续、多重的超声影像,以辅助理解文中关于病变的讨论。

床旁体格检查和心电图所见也被视为超声心动图检查的重要组成部分。它们均被作为讨论内容写入书中。

参考文献中一部分涉及全面体格检查的内容,一部分是对文中讨论的进一步拓展,一部分则是与超声心动图有关的心脏病理学资料,还有一部分是"必不可少"的超声经典文献。

如何使用本书

本文通过二维码提供了数百个超声视频。使用移动设备(手机、平板电脑等)扫描二维码,便可观看超声图像或视频。

如扫描二维码失败,读者也可以扫描封底二维码添加微信公众号"科翻图书出版",留言进行问题反馈。

本书献给我的妻子和战友 Olga Shindler 博士。

没有她的支持，便没有本书的诞生。

目 录

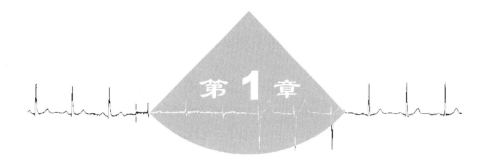

第 1 章

冠状动脉性疾病

超声心动图在冠状动脉性疾病中的作用概述

"观局部，知整体。"

对左室壁局部运动情况的分析是超声心动图在冠状动脉性疾病中应用的基础。在负荷试验中，左室壁运动出现异常提示心肌缺血。急性心肌梗死时会出现左室壁节段性运动异常，超声心动图不仅能发现心肌梗死发生的部位，还可以诊断心肌梗死的并发症。前壁心肌梗死可并发心尖部室壁瘤。下壁心肌梗死可并发二尖瓣反流。心肌梗死患者出现肺水肿和新的心脏杂音，常提示乳头肌断裂或室间隔破裂，超声心动图有助于发现这些危急并发症。右室壁心肌梗死是下壁心肌梗死的重要并发症，超声心动图可用于此并发症的诊断和后续处理。所有冠状动脉性疾病患者进行超声心动图检查时都应结合心电图(ECG)检查。

后面将有大量关于室壁运动异常分析的内容。

QR 1.1　急性心肌梗死并发室间隔破裂。尽管该患者做了室间隔修补术，但术后仍未能保住生命。

QR 1.2　左室下壁基底段大室壁瘤。下壁心肌梗死后，下壁基底段很少会出现这么大的瘤样膨出，其往往与室间隔破裂并存。在某些情况下，需要鉴别这种膨出是真性室壁瘤，还是假性室壁瘤。

QR 1.3　左室下壁基底段及中间段运动消失。二尖瓣腱索和乳头肌钙化说明这是一个陈旧性下壁心肌梗死。偶然发现的靠近心尖部的假腱索很少会引起心脏杂音，这例患者的收缩早期杂音更可能是由二尖瓣反流引起的。

QR 1.4　左室下壁基底段及中间段运动消失。二尖瓣腱索钙化。下壁运动消失的患者应注意在靠近二尖瓣环部位可能有血栓附着。

QR 1.5　前壁陈旧性心肌梗死导致室间隔变薄、回声增强和运动消失。左室收缩功能出现障碍，双侧心房增大。二尖瓣顶端受腱索牵拉关闭受限，乳头肌顶端局部钙化。注意：卵圆孔处的膜很薄，超声回声失落，不要误认为是房间隔缺损。

QR 1.6　室间隔中段室壁无增厚。

QR 1.7　心尖部室壁变薄。

超声心动图在心肌梗死中的作用

超声心动图在急性 ST 段抬高型心肌梗死（STEMI）中有什么作用？

A. 决定初步治疗

B. 排除其他诊断

C. 诊断并发症

D. B 和 C，无 A

STEMI 患者主要依据 ECG 检查结果和心脏的症状来快速制订初始治疗方案。超声心动图则用于帮助排除其他引起胸痛的病因，例如，主动脉夹层或心包炎。超声心动图还能够帮助诊断心肌梗死的并发症，如乳头肌断裂、室间隔破裂。

答案：D

冠状动脉性疾病与弥漫性 ST 段抬高

哪一种局部病变（非弥漫性）会影响左室，或者 ECG 12 导联？存在至少 2 个正确答案。

A.心肌炎

B.心包炎

C.心肌梗死

D.负荷超声心动图诱导的心肌缺血

超声心动图主要通过分析左室壁的节段性运动异常来诊断冠状动脉性疾病。ECG 和超声心动图均可用于定位冠状动脉性疾病受累区域范围。相比而言，心包炎和心肌炎的 ECG 都表现为弥漫性 ST 段异常，但是超声心动图有助于区分心包炎和心肌炎。心肌炎患者的超声心动图上会出现左室壁弥漫性运动异常和左室腔扩张;而心包炎患者的超声心动图中则会显示心包积液。

● **检查时注意**　*心包炎和心肌炎不是完全独立的疾病,心包炎患者出现肌钙蛋白升高,提示可能合并心肌炎。*

参考文献　Wang K, Asinger RW, Marriott HJ. ST-segment elevation in conditions other than acute myocardial infarction. *New Engl J Med.* 2003;349:2128–2135.

Riera AR, Uchida AH, Schapachnik E, et al. Early repolarization variant: epidemiological aspects, mechanism, and differential diagnosis. *Cardiol J.* 2008; 15:4–16.

答案: C 和 D

结合 ECG 分析冠状动脉性疾病超声心动图出现的室壁运动异常

问题　与超声心动图左室壁运动分析相比,冠状动脉性疾病患者的 ECG 不能即时提供什么信息?

A. 心肌梗死

B. 心肌损伤

C. 心肌缺血

D. 室壁瘤

心肌梗死的心电图标志性改变是出现 Q 波,心肌损伤的心电图标志性改变是 ST 段抬高,心肌缺血的心电图标志性改变是 ST 段压低,负荷超声心动图试验时出现的左室壁运动异常则提示心肌缺血。

伴有胸痛和两个连续导联出现 ST 段抬高的急性心肌损伤患者,在超声心动图(或心肌酶谱)检查结果出来之前就要紧急处理。超声心动图检查时,图像显示左室壁运动异常,则确诊心肌梗死。

心肌梗死可能伴发室壁瘤。ECG 的 ST 段抬高持续超过 30 天才能做出室壁瘤的诊断,而超声心动图可以实时显示室壁瘤。

● **好消息**　*患者心肌酶谱增高提示心肌梗死,但并不总是出现节段性室壁运动异常,这种情况通常与梗死范围较小有关。这种不出现室壁运动异常的心肌梗死通常预后较好。*

参考文献　Dubnow MH, Burchell HB, Titus JL. Postinfarction ventricular aneurysm. A clinico-morphologic and electrocardiographic study of 80 cases. *Am Heart J.* 1965;70:753–760. *Utility of persistent ST segment elevation for more than a month following myocardial infarction as an indicator of left ventricular aneurysm.*

答案:D

节段性室壁运动和心肌节段

"室壁运动是通过把左室壁分成基底段、中间段和心尖段来分析的。"

正常人左室壁哪个节段最可能出现类似陈旧性心肌梗死的表现?
A. 侧壁心尖段
B. 下壁基底段
C. 室间隔基底段
D. 心尖帽部

节段性左室壁运动异常通常是诊断冠状动脉性疾病的可靠线索。

然而,正常人的超声心动图有时也会出现类似下壁心肌梗死引起的节段性室壁运动异常。

QR1.8　左室心尖两腔心切面显示下壁基底段呈"匙勺状"运动。结果,二尖瓣尖端受牵拉,使二尖瓣瓣叶间对合面减少,继而导致二尖瓣反流,最终左房增大。

QR1.9　左室下壁基底段运动异常。

● **坏消息**　在所有左室壁节段中,基底段最容易诊断错误。超声心动图在诊断心肌缺血中具有很高的特异性,很少出错,但是下壁基底段是个例外。

这在左室肥大的患者中尤其明显,左室下壁基底段没有肥大,而相对较薄的下壁基底段就可能类似于陈旧性下壁心肌梗死。由于心肌肥大,ECG上出现显著的病理性 Q 波,这可能会进一步增加患者临床表现与超声心动图表现不一致的困惑。

正常人室间隔基底段厚度和运动持续正常。左室侧壁心尖段不会出现假性运动异常,但是左室侧壁心尖段在普通超声上较难显示清楚,造影增强则会有帮助。心尖帽部分析的是室壁运动,而不是室壁是否增厚和变薄,因此心尖帽部运动不会出现假性异常。

QR 1.10　下壁心肌梗死患者的左室壁基底段和中间段运动异常。室间隔基底段和中间段也出现运动异常。

QR 1.11　下壁基底段心肌梗死延伸至侧壁基底段。

QR 1.12　心脏短轴-室壁运动正常。

答案：B

表 1　胸骨旁和心尖长轴切面，在切面显示和室壁运动分析时常出现的误区。

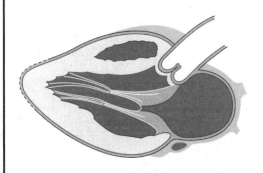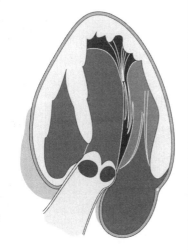

- 胸骨长轴永远不会显示真正的心尖。
- 胸骨长轴和心尖长轴切面：左室基底段和中间段的厚度和运动应该类似。
- 当心尖长轴切面缩短时，心尖长轴切面不能显示真正的心尖，从而可能会产生误导。
- 真正心尖的正常厚度不应该厚于正常左室基底段及中间段。
- 下壁实际是下侧壁，主要由左冠状动脉回旋支供血。

超声心动图在束支传导阻滞中的应用

"室壁运动分析留给真正的超声心动图工作者。"

问题

一名 70 岁的糖尿病性高血压患者，ECG 上显示左束支传导阻滞，下面哪种说法是错误的？

A. 室壁运动分析很难发现束支传导阻滞

B. 在解释左室壁运动之前，仔细分析 ECG 上 QRS 波群的宽度很重要

C. 左、右束支传导阻滞对左室壁运动影响不同

D. 左束支传导阻滞与心肌病永远没有关系

左束支传导阻滞使得核素扫描诊断心肌缺血的难度增加。左束支传导阻滞常与心肌病有关。上面的其他说法都是对的。

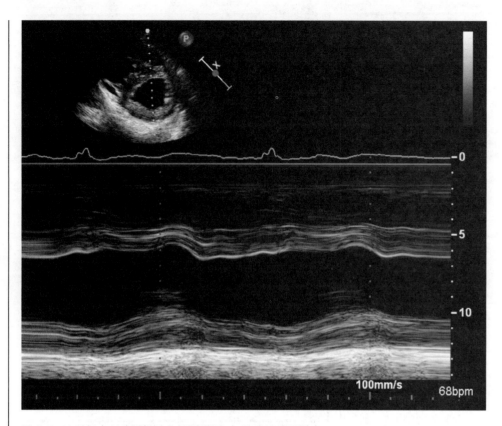

图 1.1　M 型超声心动图提示室间隔增厚，与后壁运动不同步。

　　超声心动图新的定量技术可实现对心肌节段运动速度的测量，有望使室壁运动异常更容易理解（即便对有经验的超声工作者仍是如此）。

QR1.13　ECG 显示扩张型心肌病合并左束支传导阻滞，室间隔无增厚。

参考文献

Mor-Avi V, Lang RM, Badano LP, et al. Current and evolving echocardiographic techniques for the quantitative evaluation of cardiac mechanics: ASE/EAE consensus statement on methodology and indications endorsed by the Japanese Society of Echocardiography. *Eur J Echocardiogr.* 2011;12: 167–205.

Urheim S, Edvardsen T, Torp H, et al. Myocardial strain by Doppler echocardiography: validation of a new method to quantify regional myocardial function. *Circulation.* 2000;102:1158–1164.

　　答案：D

表 2　心尖切面观,常见的显示误区和室壁运动分析难点

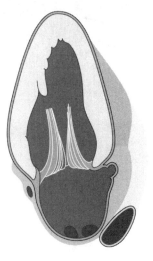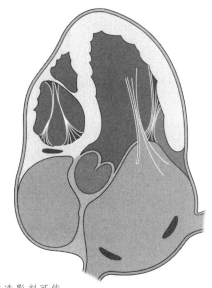

● 心尖段较厚,提示此切面是个短缩切面。

● 扫查技巧:因心尖贴近探头,所以使用声学造影剂可能
　有助于其显示。

下壁心肌梗死时 ECG 的 V1 导联

"*在分析超声心动图室壁运动前,应该复习其 ECG,了解一些罕见疾病*
可能引起的 ECG 异常。"

问题　　　什么原因导致 ECG 的 V1 导联出现高 R 波?

A. 下壁心肌梗死时累及后壁

B. 右室肥大

C. 杜氏肌营养不良

D. 右位心

E. Wolff-Parkinson-White 综合征(预激综合征)

F. 室性心动过速

G. 年轻人的正常变异

H. 以上都是

V1 导联上的高 R 波可能仅是下壁 Q 波的一个延伸,也可能是以前用各种超声心动图和心电图都没有诊断出的其他少见病变的征象。用 Ⅱ、Ⅲ 和 aVF 导联出现 Q 波较容易确定陈旧性下壁心肌梗死,这一点常比通过超声心动图分析室壁运动更容易些。

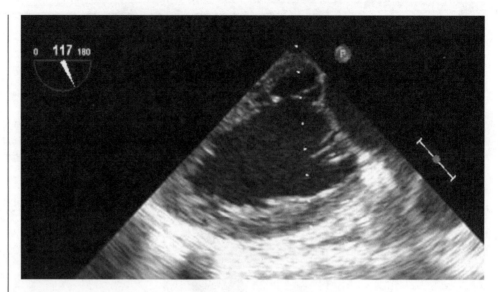

图 1.2　食管超声显示左室下壁基底部运动消失（在屏幕的顶部）。

QR 1.14　右冠状动脉–胸骨旁短轴切面。

参考文献

Casas RE, Marriott HJ, Glancy DL. Value of leads V7–V9 in diagnosing posterior wall acute myocardial infarction and other causes of tall R waves in V1–V2. *Am J Cardiol.* 1997;80:508–509. *Left posterolateral chest leads (V7, V8, V9) helped distinguish the multiple causes of tall R waves in V1 and/or V2, diagnosed true posterior myocardial infarction when standard leads did not, and identified the presence or absence of posterior injury in patients with inferior infarction.*

答案：H

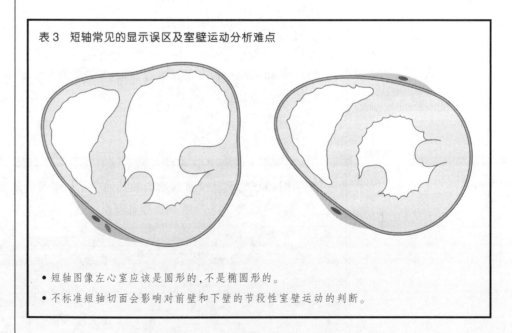

表 3　短轴常见的显示误区及室壁运动分析难点

- 短轴图像左心室应该是圆形的，不是椭圆形的。
- 不标准短轴切面会影响对前壁和下壁的节段性室壁运动的判断。

负荷超声心动图的室壁运动分析

"我刚买了一栋两层的楼房。我先得到了一层，然后又得到了另一层。"

负荷超声时左室壁能告诉你几层信息？

A. 静息超声正常，负荷超声正常

B. 静息超声正常，负荷超声异常

C. 静息超声异常，低水平负荷超声出现异常缓解，高负荷后又出现异常

D. 静息超声异常，负荷超声异常无缓解

解析

A 是心肌缺血阴性。

B 是心肌缺血阳性。

C 是双向反应，提示心肌缺血但心肌还存活。

D 是提示心肌缺血而且心肌失活形成瘢痕组织。

QR 1.15　静息超声显示缺血的左室下壁运动消失，负荷超声运动消失不能缓解，提示心肌坏死。

QR 1.16a　冠状动脉左前降支（LAD）远端梗阻，下壁心尖段和室间隔心尖段瘢痕形成。

QR 1.16b　冠状动脉 LAD 远端梗阻，下壁心尖段和室间隔心尖段瘢痕形成。

参考文献

Lancellotti P, Hoffer EP, Pierard LA. Detection and clinical usefulness of a biphasic response during exercise echocardiography early after myocardial infarction. *J Am Coll Cardiol.* 2003;41:1142–1147. *A biphasic response predicts reversible ischemic myocardial dysfunction.*

Quiñones MA, Verani MS, Haichin RM, et al. Exercise echocardiography versus 201Tl single-photon emission computed tomography in evaluation of coronary artery disease. Analysis of 292 patients. *Circulation.* 1992;85:1026–1031.

右室心肌梗死

一位 ECG 上显示急性下壁心肌梗死的患者出现颈静脉扩张,肺部听诊呈清音,胸片显示心影正常,肺野清晰。下列描述哪项正确?

　　A. 超声心动图可显示右室游离壁基底段和中间段运动减弱

　　B. 右室心尖部可出现运动增强

　　C. 超声心动图报告可能会提示肺栓塞

　　D. 上面所有选项(A、B 和 C)

　　E. 标准 12 导联 ECG 没有诊断价值

右室心肌梗死的超声心动图图像特征

右室游离壁基底段和中间段运动减弱或消失,伴随右室壁心尖部运动增强,这是 McConnell 最初描述急性肺栓塞患者的图像特征。此后发现,右室心肌梗死患者也会出现类似的超声心动图改变。

右室心肌梗死患者的超声心动图上可以发现其他图像改变:右室扩张;由于右室功能障碍,收缩期三尖瓣瓣环位移可能减小;房间隔位置可能出现异常,凸向左房;右室壁舒张晚期顺应性异常,可能表现为肝静脉舒张晚期血流逆转(心房收缩期后),肺动脉舒张晚期反流速度急剧减小。

QR 1.17a　急性下壁心肌梗死,患者出现右室扩张,室壁运动减弱。右室游离壁变薄,运动消失。左室下间隔基底段运动消失(由于同一梗死),舒张期室间隔运动平坦,左室呈 D 字形。收缩期室间隔向左室运动,提示右室压力负荷过重。

QR 1.17b　急性下壁心肌梗死,患者出现右室扩张,室壁运动减弱。右室游离壁变薄,运动消失。左室下间隔基底段运动消失(由于同一梗死),舒张期室间隔运动平坦,左室呈 D 字形。收缩期室间隔向左室运动,提示右室压力负荷过重。

QR 1.18　左室壁下间隔运动减弱,扩展到相邻的右室壁。

QR 1.19　弥漫性右室功能障碍,室壁厚度不变。

QR 1.20　右室游离壁漏斗部运动消失。

参考文献　McConnell MV, Solomon SD, Rayan ME, et al. Regional right ventricular dysfunction detected by echocardiography in acute pulmonary embolism. *Am J Cardiol.* 1996;78:469 - 473. *The right ventricular apex is spared.*

右室心肌梗死的心电图改变

所有的急性下壁心肌梗死患者都应该检查包括右胸导联的 ECG，查看 V4R 导联 ST 段有无抬高。尽管 ECG 的 V4R 导联具有很高的敏感性，但仍不能定量评估右室受累节段梗死的严重程度，而且这些改变往往是一过性的。

除了 Ⅱ、Ⅲ 导联和 aVF 导联 ST 段抬高，右室心肌梗死患者的标准 12 导联 ECG 可能同时显示 V1 导联 ST 段抬高。ECG 警示：急性左室下壁心肌梗死时，出现 V1 导联 ST 段抬高提示右室受累。

参考文献

Kinch JW, Ryan TJ. Right ventricular infarction. *New Engl J Med.* 1994;330:1211–1217. *Review article.*

Jacobs AK, Leopold JA, Bates E, et al. Cardiogenic shock caused by right ventricular infarction: a report from the SHOCK registry. *J Am Coll Cardiol.* 2003;41:1273–1279. *Mortality is unexpectedly high.*

Dell'Italia IJ, Starling MR, O'Rourke RA. Physical examination for exclusion of hemodynamically important right ventricular infarction. *Ann Intern Med.* 1983;99:608–611. *Look for jugular venous distention with a Kussmaul sign.*

答案：D

左心室前壁

问题

LAD 梗阻不会累及下面哪一个心肌节段？

A. 下壁心尖段

B. 下壁基底段

C. 侧壁心尖段

D. 室间隔基底段

前壁心肌梗死发生在 LAD（又名致命危险）分布区。超声心动图可以发现左室前壁运动异常。由于 LAD 分支（间隔支）分布于室间隔，故前壁心肌梗死时室壁运动异常可延伸至室间隔。LAD 也包裹左室心尖部，延续至下壁心尖段。

QR 1.21　不同寻常的冠状动脉。

参考文献

Angelini P, Velasco JA, Flamm S. Coronary anomalies: incidence, pathophysiology, and clinical relevance. *Circulation.* 2002;105:2449–2454.

答案：B

LAD 动脉属区室壁运动分析

"距离让心脏更脆弱。"

　　前壁心肌梗死室壁出现违反直觉的异常运动，源于 LAD 动脉包覆心尖部。因而，最远端也是最脆弱的区域为下壁心尖段。观察右冠状动脉或左冠状动脉疾病是否导致下壁心尖段运动异常，可以选择心肌两腔心切面。

　　前壁心肌梗死可伴发左室心尖部室壁瘤，超声心动图能检出一些室壁瘤，但不能检出左室壁瘤的所有继发改变，附壁血栓就是其中之一。血栓虽然可以封堵室壁瘤，但是也可以脱落，发生血栓栓塞。另外，临床上还可继发左心衰竭和室性心律失常。

QR 1.22a　正常的左冠状动脉。左冠状动脉血流湍急提示狭窄可能。

QR 1.22b　正常的左冠状动脉。左冠状动脉血流湍急提示狭窄可能。

QR 1.23　左室前壁心尖段及中段室壁运动消失。注意:少量心包积液、二尖瓣半环及瓣下腱索钙化。

QR 1.24a　左室前壁心尖段及中段室壁运动消失——延伸至下壁心尖段。

QR 1.24b　左室前壁心尖段及中段室壁运动消失——延伸至下壁心尖段。

QR 1.25　造影增强,左室前壁心尖段及中段室壁运动消失——延伸至下壁心尖段。

QR 1.26　左室前壁心肌梗死。注意:胸骨旁长轴切面不能完全显示左室心尖部,仅仅能比较好地显示室间隔基底段及中间段。

左室室壁瘤

以下哪项不是心肌梗死所致左室心尖部室壁瘤的并发症?

A. 心脏破裂

B. 室性心律失常

C. 充血性心力衰竭

D. 血栓栓塞

E. 以上都是左室心尖部室壁瘤的并发症

左室心尖部室壁瘤伴发破裂是一个误解,实际上"破裂的室壁瘤"应称为假性室壁瘤。假性室壁瘤是具有不同自然进程的不同病变,需要外科紧急干预。

假性室壁瘤并不都是从真性室壁瘤发展而来的,室壁瘤只是室壁的膨出,而假性室壁瘤却有一个破口。室壁瘤只有三个并发症:血栓栓塞、心律失常和左室收缩功能障碍(表现为心力衰竭)。

提高超声心动图对心尖部室壁瘤的诊断成像技术

● 一些患者的室壁瘤可能非常靠近探头。

● 除了使用左心室声学造影,还可以通过充分灌注静脉输液袋,使其平整展开并挤出气泡而做成一个声学平衡水袋。

● 因为近场伪影的存在,超声心动图较难显示心尖部室壁瘤,可以通过在皮肤和探头之间放置水袋来消除这些伪影,改善图像。

● 谐波成像的声抵抗作用可以显著减少超声伪影。

QR1.27　左室心尖部室壁瘤。

QR 1.28　左室心尖部室壁瘤伴有模糊伪影。可使用对比造影排除血栓。

QR 1.29a　有壁包绕的左室下壁基底段破裂伴周围心包积液。

QR 1.29b　有壁包绕的左室下壁基底段破裂伴周围心包积液。

QR 1.29c　有壁包绕的左室下壁基底段破裂伴周围心包积液。

参考文献

Catherwood E, Mintz GS, Kotler MN, et al. Two-dimensional echocardiographic recognition of left ventricular pseudoaneurysm. *Circulation*. 1980;62:294–303.

Hurst CO, Fine G, Keyes JW. Pseudoaneurysm of the heart. Report of a case and review of literature. *Circulation*. 1963;28:427–436.

Frances C, Romero A, Grady D. Left ventricular pseudoaneurysm. *J Am Coll Cardiol*. 1998;32:557–561. *Clinical findings in 290 patients*.

Oliva PB, Hammill SC, Edwards WD. Cardiac rupture, a clinically predictable complication of acute myocardial infarction: Report of 70 cases with clinicopathologic correlations. *J Am Coll Cardiol*. 1993;22:720–726. *Rupture is often preceded by warning signs and symptoms that should prompt a bedside echocardiogram*.

答案：A

左室血栓

问题

下列哪一项可能有助于减少心肌梗死后左室血栓的发生？

A. 基于溶栓的再灌注治疗

B. 经皮冠状动脉介入治疗（PCI）

C. 心肌梗死急性期常规应用抗血小板剂

D. A 和 B

E. A、B 和 C

坏死心肌运动消失的区域容易发生血栓，左室心尖部的发生率比较高。血栓可早在心肌梗死发生几个小时后就形成，也可形成于心肌梗死后数周，血栓形成的高峰期是 3 天。

恢复心肌收缩功能和控制心肌损害的范围是减少心肌梗死后血栓这个重要并发症发生的关键。溶栓和 PCI 治疗可以减少左室血栓的发生，而单独使用抗血小板治疗并不能影响血栓的发生率。当超声心动图检查出血栓时就要开始使用华法林药物。

血栓最主要的并发症就是可能造成栓塞并继发卒中。华法林抗凝治疗可有效防止血栓栓塞的发生，而抗血小板治疗却不能防止此并发症。急性心肌梗死发生后 2 周内发生栓塞的可能性最高，在 6 周后开始降低。随着血栓渐渐黏附于室壁并内皮化后，栓塞发生的可能性降低。

活动的血栓是致命的超声心动图征象，经过一段时间，血栓可能在附壁性血栓和活动性血栓之间来回变化，但其超声表现往往是一个低回声的团块。通过伴随的室壁运动异常，可将之与其他可能性（如肿瘤或伪影等）区分开来，而发生于心尖部位的则不太可能是感染性心内膜炎。

在室壁运动异常的基础上，伴有团块（突入或不突入室腔）是超声心动图诊断血栓的标志性征象。同时要与附着于室壁上的假腱索或异常的肌小梁结构相鉴别，后者常见于左室壁特别肥厚的患者。

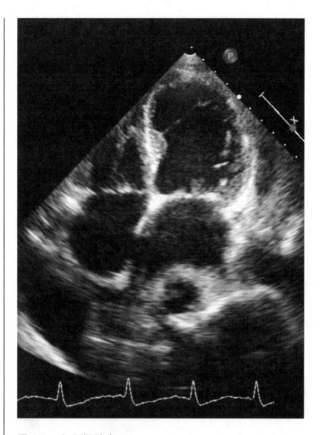

图 1.3 左室假腱索。

QR1.30 左室心尖部血栓。左室壁运动弥漫性减弱,左心耳扩张。

QR 1.31a 左室心尖部室壁瘤伴附壁血栓。

QR 1.31b 左室心尖部室壁瘤伴附壁血栓。

QR 1.31c 左室心尖部室壁瘤伴附壁血栓。

QR 1.31d 左室心尖部室壁瘤伴附壁血栓。

QR 1.31e　左室心尖部室壁瘤伴附壁血栓。

QR 1.31f　左室心尖部室壁瘤伴附壁血栓。

QR 1.31g　左室心尖部室壁瘤伴附壁血栓。

QR 1.31h　左室心尖部室壁瘤伴附壁血栓。

QR 1.31i　左室心尖部室壁瘤伴附壁血栓。

QR 1.31j　左室心尖部室壁瘤伴附壁血栓。

QR 1.31k　左室心尖部室壁瘤伴附壁血栓。

QR 1.32a　左室心尖部血栓。

QR 1.32b　左室心尖部血栓。

QR 1.32c　左室心尖部血栓。

QR 1.33 通过彩色多普勒勾勒出轮廓的左室心尖部血栓。

QR 1.34a 胸骨旁切面观察左室内血栓。

QR 1.34b 胸骨旁切面观察左室内血栓。

QR 1.35a 右室心尖部血栓。

QR 1.35b 右室心尖部血栓。

参考文献 Delewi R, Zijlstra F, Piek JJ. Left ventricular thrombus formation after acute myocardial infarction. *Heart.* 2012;98:1743–1749.

Haugland JM, Asinger RW, Mikell FL, et al. Embolic potential of left ventricular thrombi detected by two-dimensional echocardiography. *Circulation.* 1984;70:588–598. *Thrombus mobility and protrusion can help in the identification of embolic potential.*

答案：D

后壁心肌梗死——超声心动图的应用

问题 **下列哪种方式可以帮助诊断后壁透壁性心肌梗死?**

A. 超声心动图检查

B. 附加 ECG 导联

C. 两者都是

STEMI 提示心肌透壁损害。时间就是"肌肉",分秒必争。STEMI 的 ST 段抬高,对应于由于冠状动脉闭塞而血流停止的心肌。

这时迫切需进行急诊 PCI 或者通过溶栓治疗使心肌再灌注（以开放闭塞的动脉）。相反,非 ST 段抬高心肌梗死(NSTEMI)早期通过药物治疗稳定病情,溶栓治疗或 PCI 是否必要取决于临床风险程度。

左室后壁透壁性心肌梗死属于 STEMI,由于冠状动脉闭塞,紧急需要 PCI 或溶栓治疗。遗憾的是,后壁透壁性心肌梗死时,标准 12 导联 ECG 具有误导性,由于后壁 ST 段抬高在 V1 和 V2 导联里显示为 ST 段压低的镜像改变,而可能被解读为 NSTEMI。

而在 V7、V8 和 V9 这些后壁 ECG 导联中会显示 ST 段抬高。超声心动图显示非前壁区的左室壁运动异常则有助于做出诊断，这些运动异常通常是冠状动脉回旋支分布的心肌。

QR 1.36　左室下壁运动消失。前壁运动正常。此患者心电图显示在 V1 和 V2 导联 ST 段压低，冠状动脉造影显示回旋支主干动脉完全闭塞。室壁运动异常也累及了左室侧壁(此图中没有看到)。

参考文献　Matetzky S, Freimark D, Feinberg MS, et al. Acute myocardial infarction with isolated ST-segment elevation in posterior chest leads V7–9: "hidden" ST-segment elevations revealing acute posterior infarction. *J Am Coll Cardiol*. 1999;34:748–753. *Wall motion abnormality of the circumflex territory was present in 97%. Mitral regurgitation was present in 69%.*

答案:C

超声心动图在心源性休克中的作用

问题　**超声心动图在心源性休克中有什么作用?**
A. 评估最常见的原因
B. 确定其他罕见病因
C. 帮助防止错误治疗
D. 以上都是

发生心源性休克的最常见原因是严重的左室功能障碍,其他原因(超声心动图可以确认的)包括室间隔穿孔、乳头肌断裂、左室游离壁破裂、右室心肌梗死和动脉夹层。

超声心动图通过对容量状况、充盈压、瓣膜疾病、心包疾病、右室功能和肺动脉压的评估来帮助指导制订治疗决策。心源性休克的治疗目的是早期血运重建和避免医源性隐患。

医源性因素引起的心源性休克

超声心动图可以帮助避免以下错误的治疗决策

1. 急性心肌梗死中过度利尿。
2. 右室心肌梗死中过度补液或者补液不足。
3. 对一些敏感患者,静脉给予不适当的硝酸甘油和(或)β 受体阻滞剂。

QR 1.37　二尖瓣腱索呈连枷样运动。左室和左房增大。下壁心肌梗死,主动脉瓣钙化,胸腔积液。

QR 1.38　乳头肌断裂。

QR 1.39a　急性心肌梗死并发室间隔穿孔。

QR 1.39b　急性心肌梗死并发室间隔穿孔。

QR 1.39c　急性心肌梗死并发室间隔穿孔。

QR 1.39d　急性心肌梗死并发室间隔穿孔。

QR 1.39e　急性心肌梗死并发室间隔穿孔。

QR 1.39f　急性心肌梗死并发室间隔穿孔。

QR 1.40a　心源性休克并发室间隔穿孔患者，室间隔修补手术失败。

QR 1.40b　心源性休克并发室间隔穿孔患者，室间隔修补手术失败。

参考文献

Picard MH, Davidoff R, Sleeper LA, et al; SHOCK Trial. Should we emergently revascularize Occluded Coronaries for cardiogenic shock. Echocardiographic predictors of survival and response to early revascularization in cardiogenic shock. *Circulation.* 2003;107:279–284.

Reynolds HR, Hochman JS. Cardiogenic shock: current concepts and improving outcomes. *Circulation.* 2008;117:686–697.

Figueras J, Alcalde O, Barrabes JA, et al. Changes in hospital mortality rates in 425 patients with acute ST-elevation myocardial infarction and cardiac rupture over a 30-year period. *Circulation*. 2008;118:2783–2789.

Lopez-Sendon J, Gonzalez A, Lopez de Sa E, et al. Diagnosis of subacute ventricular wall rupture after acute myocardial infarction: sensitivity and specificity of clinical, hemodynamic and echocardiographic criteria. *J Am Coll Cardiol*. 1992;19:1145–1153. *Clinical findings: syncope, recurrent chest pain, hypotension, electromechanical dissociation, cardiac tamponade, pericardial effusion, high acoustic intrapericardial echoes, right atrial and right ventricular wall compression.*

答案:D

心肌梗死后左室流出道梗阻

"这是一个可药物治疗的心源性休克病因。"

问题 心肌梗死后左室流出道梗阻的临床表现和超声心动图征象有哪些?

A. 做瓦氏动作时心脏出现新的杂音

B. 左室心尖部室壁瘤

C. 左室基底段至中间段肥厚(邻近心尖部梗死区域)

D. 进行性加重的左室流出道梗阻

由于新发进行性加重的左室流出道梗阻,急性心肌梗死患者可能发生心源性休克。患者通常有长期的高血压病史和低体重指数。这种心源性休克很少见,但是可治疗。在做瓦氏动作时,收缩期杂音增大。

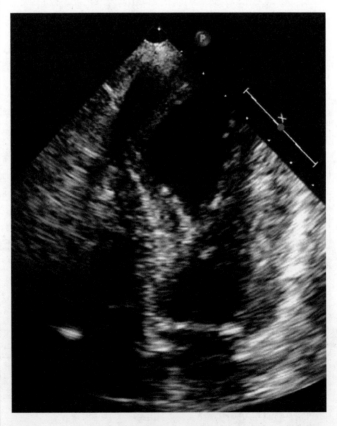

图1.4 一名左室心尖部室壁瘤并发附壁血栓的患者,在收缩期左室腔中部闭塞。

　　超声所检测的血流动力学（有时变化迅速）结果常被用于制订药物治疗方案。使用血管紧张素转换酶抑制剂和硝酸甘油降低后负荷，可能加重血流动力学异常。β 受体阻滞剂可能有益于改善血流动力学，在指导合适剂量方面，超声心动图可能有帮助。使用增加血管收缩而不增加左室收缩力的药物（α 兴奋剂，例如去甲肾上腺素）可能逆转重症监护病房患者的顽固性低血压。

QR 1.41　左室心尖部室壁瘤伴室间隔基底段肥厚。

QR 1.42　心脏收缩时左室腔中部变窄。左室壁运动正常。

QR 1.43　肥厚型心肌病。心脏收缩时左室腔中部变窄。左室壁运动正常。

参考文献

Haley JH, Sinak LJ, Tajik AJ, et al. Dynamic left ventricular outflow tract obstruction in acute coronary syndromes: an important cause of new systolic murmur and cardiogenic shock. *Mayo Clin Proc*. 1999;74:901–906.

Chockalingam A, Tejwani L, Aggarwal K, et al. Dynamic left ventricular outflow tract obstruction in acute myocardial infarction with shock: cause, effect, and coincidence. *Circulation*. 2007;116:e110–e113.

　　答案：以上都是

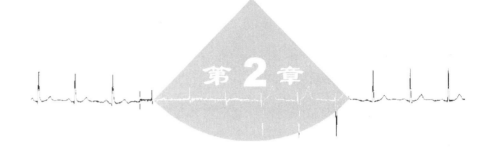

第2章

肺部疾病

超声心动图评估非冠状动脉性胸痛

问题

下列非缺血性胸痛中,哪项血清检验阴性比超声心动图阴性价值更大?

A. 心包炎

B. 二尖瓣脱垂

C. 主动脉瓣狭窄

D. 肥厚型心肌病

E. 肺栓塞

F. 主动脉夹层

心包炎是由特殊的摩擦音和心电图来诊断的。在初期的超声心动图上可能没有心包积液。二尖瓣脱垂听诊时可以听到咔嗒声,或伴随吹风样杂音,超声心动图仍然是诊断的金标准。主动脉夹层或肥厚型心肌病的胸痛可能与冠状动脉受累有关。D-二聚体是纤维蛋白衍生物,其敏感性高,所以其检测阴性对排除肺栓塞和深静脉血栓形成非常有用。但D-二聚体水平升高可能涉及众多需要鉴别的临床疾病。

参考文献

Carrier M, Righini M, Djurabi RK, et al. VIDAS D-dimer in combination with clinical pre-test probability to rule out pulmonary embolism. A systematic review of management outcome studies. *Thromb Haemost.* 2009;101:886–892.

Rathbun SW, Whitsett TL, Vesely SK, et al. Clinical utility of D-dimer in patients with suspected pulmonary embolism and nondiagnostic lung scans or negative CT findings. *Chest.* 2004;125:851–855. *Limited clinical utility of D-dimer for inpatients with clinically suspected pulmonary embolism and non-diagnostic lung scans or negative helical CT.*

答案:E

肺栓塞

经胸超声心动图对怀疑有肺栓塞的患者非常有用,除了哪一项?

A. 确认诊断

B. 右心室血流动力学损害的证据

C. 肺动脉收缩压

D. 卵圆孔未闭造成的反常栓塞

 QR 2.1a   右心室游离壁基底段和中段运动消失。高动力性的右室心尖部。

 QR 2.1b   右心室游离壁基底段和中段运动消失。高动力性的右室心尖部。

 QR 2.1c   右心室游离壁基底段和中段运动消失。高动力性的右室心尖部。

 QR 2.1d   右心室游离壁基底段和中段运动消失。高动力性的右室心尖部。

 QR 2.1e   右心室游离壁基底段和中段运动消失。高动力性的右室心尖部。

 QR 2.2   位于主肺动脉的栓子。

 QR 2.3a   位于下腔静脉的血栓。

 QR 2.3b   位于下腔静脉的血栓。

参考文献

Ribeiro A, Lindmarker P, Johnsson H, et al. Pulmonary embolism: one-year follow-up with echocardiography Doppler and five-year survival analysis. *Circulation*. 1999;99:1325–1330. *Echo can identify patients with persistent right heart dysfunction.*

Pruszczyk P, Torbicki A, Pacho R, et al. Noninvasive diagnosis of suspected severe pulmonary embolism: transesophageal echocardiography vs. spiral CT. *Chest*. 1997;112:722–728.

Kasper W, Geibel A, Tiede N, et al. Distinguishing between acute and subacute massive pulmonary embolism by conventional and Doppler echocardiography. *Br Heart J*. 1993;70:352–356.

Konstantinides S, Geibel A, Kasper W, et al. Patent foramen ovale is an important predictor of adverse outcome in patients with major pulmonary embolism. *Circulation*. 1998;97:1946–1951.

答案:A

肺动脉收缩压

问题

第二心音的哪种特性对诊断肺动脉高压用处最小?

A. 位置

B. 分裂

C. 放射

D. 响度

P2(肺动脉瓣听诊区第二心音)心音增强需要反复的床旁实践练习,但最好结合相关的听诊和超声心动图的情况。应该比较一下胸骨左上边缘和右上边缘第二心音的响度。正常第二心音在胸骨边缘左上可以分裂,但不会增强。肺动脉高压时出现第二心音分裂及增强。P2 亢进时可能会放射到胸腔顶端及其他区域。听诊者要确定在心电图上没有房室传导阻滞的干扰。

在肺动脉口无梗阻的情况下,肺动脉收缩压等于右心室的收缩压。这通过观察三尖瓣反流束的速度很容易测量出来。峰速(峰速的平方,再乘以 4)表示右心室与右心房之间的压力阶差。通过估测右心房压,可以来确定右心室收缩压和(在无肺动脉瓣梗阻的情况下)肺动脉收缩压。

然而,肺动脉高压患者的右心室收缩压水平与预后关系不大。但是,右心室增大的情况是个预兆。几何学上,右心室是很复杂的。右心室大小很难用超声心动图、CT 扫描和 MRI 来确定。如果右心室增大,那么三尖瓣瓣叶会出现关闭裂隙、对位不良。此时,用多普勒测量的右心室收缩压不是很可靠。

严重肺动脉高压的超声心动图表现:

1.右心房增大。

2.右心室增大。

3.房间隔右向左移位。

4.左心室短轴 D 字形改变。

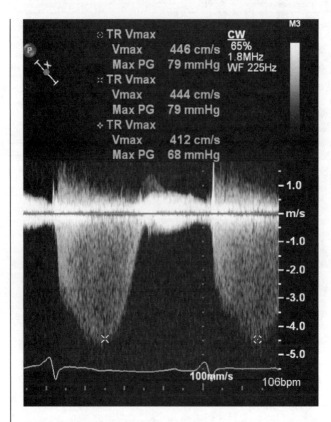

图 2.1 见图 2.3。

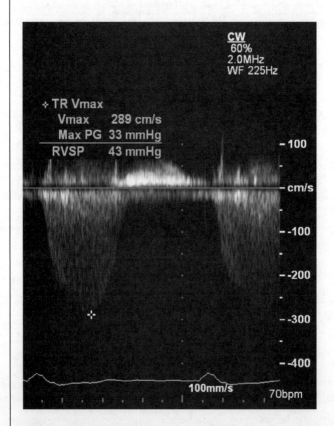

图 2.2 见图 2.3。

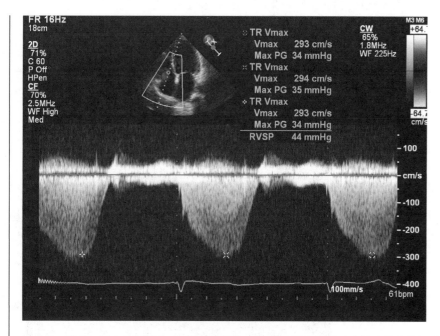

图 2.3　图 2.1、图 2.2 和图 2.3 分别展示了肺动脉高压时三尖瓣反流的连续多普勒波形。右房与右室的收缩压力梯度峰值可通过简化的伯努利公式计算得到。右室收缩压等于估测的右房压加上该压力梯度值，肺动脉压力峰值等于右室收缩压(肺动脉与右室间不存在压力梯度时)。

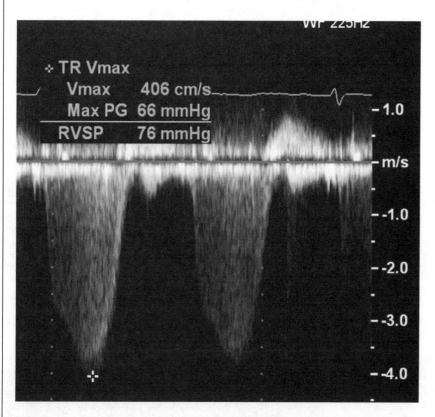

图 2.4　右室收缩压的计算:右心室收缩功能异常表现为三尖瓣反流束的加速延迟。

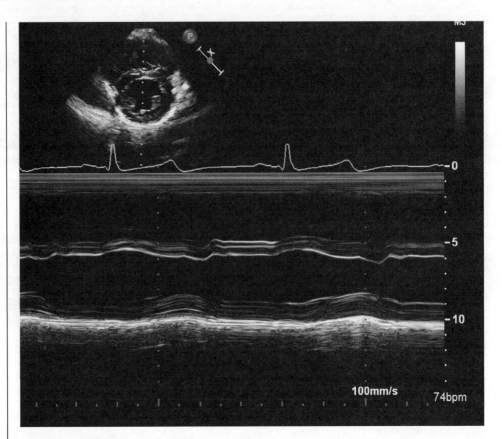

图2.5 室间隔增厚延迟。

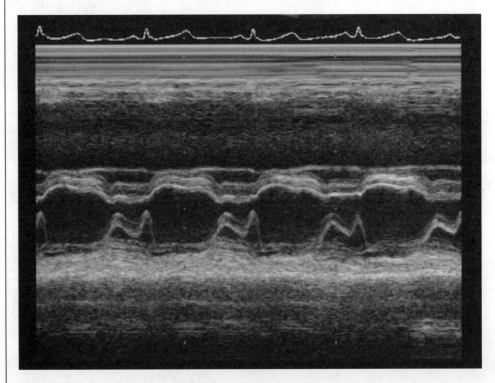

图2.6 严重肺动脉高压患者出现右室压力过负荷,导致室间隔舒张时向左心室移位。

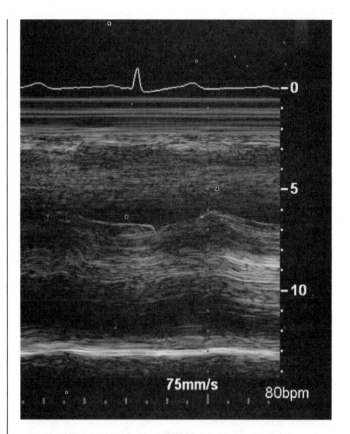

图 2.7　M 型超声心动图提示肺动脉瓣的 A 波缺失。

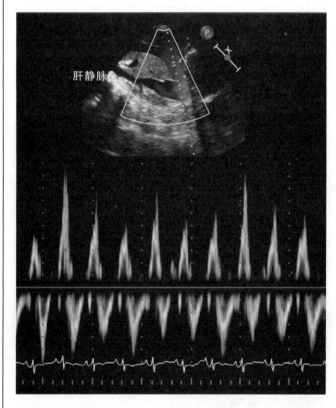

图 2.8　随着呼吸的周期性变化,肝静脉出现反流。颈静脉出现明显的 a 波。

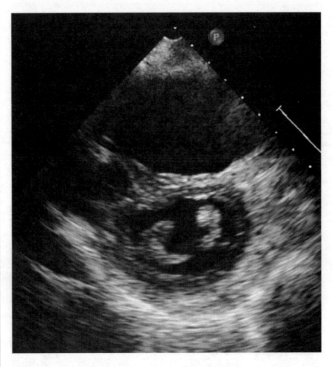

图 2.9   右心室扩张,左心室呈 D 字形改变。

QR 2.4   三尖瓣关闭裂隙,多普勒超声不适用于压力评估。

QR 2.5   严重肺动脉高压患者右心室肥厚及扩张。当严重肺动脉高压出现心包积液时提示预后不良。

QR 2.6   肺动脉高压出现三尖瓣反流时,房间隔从右向左移位。

QR 2.7   右心室扩张。收缩期室间隔持续变平提示右室收缩压等于左室收缩压。左心室不能将室间隔推回至右心腔。

QR 2.8   右室流出道扩张。

QR 2.9   右室流出道扩张及肥厚。

QR 2.10a　右室游离壁肥厚。

QR 2.10b　右室游离壁肥厚。

QR 2.11　右室肥厚。右心房扩张，房间隔向左移位。

QR 2.12a　血栓和下腔静脉自发性显影。

QR 2.12b　血栓和下腔静脉自发性显影。

QR 2.13a　下腔静脉内径发生变化——提示右心房压力正常。

QR 2.13b　下腔静脉内径发生变化——提示右心房压力正常。

QR 2.13c　下腔静脉内径发生变化——提示右心房压力正常。

QR 2.13d　下腔静脉内径发生变化——提示右心房压力正常。

QR 2.14　右心房压力升高——表现为扩张的下腔静脉在吸气时塌陷变小。

QR 2.15a　上腔静脉扩张。

QR 2.15b　上腔静脉扩张。

QR 2.15c　上腔静脉扩张。

参考文献

Yock PG, Popp RL. Noninvasive estimation of right ventricular systolic pressure by Doppler ultrasound in patients with tricuspid regurgitation. *Circulation.* 1984;70:657–662. *Adding the transtricuspid gradient to the mean right atrial pressure (estimated clinically from the jugular veins) gave predictions of right ventricular systolic pressure that correlated well with catheterization values.*

Lavie CJ, Hebert K, Cassidy M. Prevalence and severity of Doppler-detected valvular regurgitation and estimation of right-sided cardiac pressures in patients with normal two-dimensional echocardiograms. *Chest.* 1993;103:226–231.

Masuyama T, Kodama K, Kitabatake A, et al. Continuous-wave Doppler echocardiographic detection of pulmonary regurgitation and its application to noninvasive estimation of pulmonary artery pressure. *Circulation.* 1986; 74:484–492.

Raffoul H, Guéret P, Diebold B, et al.　[The value of recording the pulmonary insufficiency flow by continuous Doppler for the evaluation of systolic pulmonary artery pressure].　[Article in French] *Arch Mal Coeur Vaiss.* 1990;83:1703–1709. *Systolic pulmonary artery pressure was calculated from pulmonary regurgitation as: 3 x early diastolic gradient–2 x late diastolic gradient + 10 mmHg.*

答案:B

肺血管阻力

"阻力并不是没有意义的。"

超声心动图不能直接测量肺血管阻力,因此,右心导管检查常作为主要手段。肺血管阻力主要通过压力阶差和心排血量来测量。虽然肺血管阻力不易被很精确地测量,但在应用现有的多种超声方法进行右心功能测量时,还是要考虑到该因素。

人们开始寻找一个统一的模式,并且在多次测量的差异中进行综合考虑。多普勒很容易测量肺动脉收缩压。下列参数可以从该信号中获得:

1.收缩的持续时间。

2.等容收缩及舒张时间。

3.早期达峰时间内肺动脉血流的加速度。

4.收缩中期切迹的存在与否。

Roule V, Labombarda F, Pellissier A, et al. Echocardiographic assessment of pulmonary vascular resistance in pulmonary arterial hypertension. *Cardiovasc Ultrasound.* 2010;8:21.

Mutlak D, Aronson D, Lessick J, et al. Functional tricuspid regurgitation in patients with pulmonary hypertension: is pulmonary artery pressure the only determinant of regurgitation severity? *Chest.* 2009; 135:115–121. *Many patients with pulmonary hypertension do not exhibit significant tricuspid regurgitation.*

Shandas R, Weinberg C, Ivy DD, et al. Development of a noninvasive ultrasound color M-mode means of estimating pulmonary vascular resistance in pediatric pulmonary hypertension: mathematical analysis, in vitro validation, and preliminary clinical studies. *Circulation.* 2001;104:908 –913. *Color M-mode velocity of propagation may be useful to identify abnormal pulmonary vascular resistance.*

参考文献

肺动脉舒张压

"大小很重要。"

肺动脉高压患者舒张期肺动脉压力升高,并使跨肺动脉瓣反流量大大增加。超声心动图检查提示反流束明显增大。

肺动脉反流的射流速度减速斜率反映肺动脉和右心室之间的压力阶差。通常情况下,肺动脉反流减速频谱是平缓的,然而在舒张期压力增加的情况下是陡峭的。

舒张早期最大流速超过 3m/s,可能出现在一些有严重左心衰竭的患者。这表明肺动脉舒张压力升高,且肺动脉和右心室之间的舒张早期压力梯度是 36mmHg (1mmHg=0.133kPa)。压力负荷过重,导致右心室腔扩大。伴随肺动脉压力升高的右心室腔扩张是预后不良的表现。

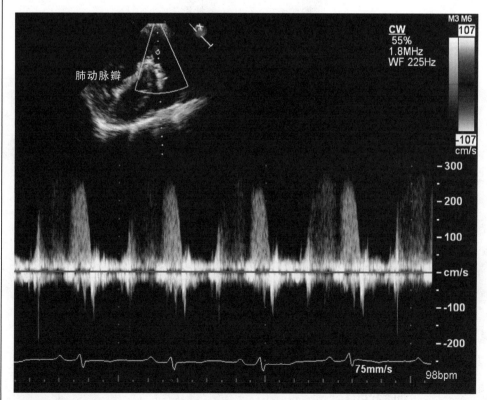

图 2.10　舒张期肺动脉高压时,随着心房收缩,肺动脉反流暂时中止。

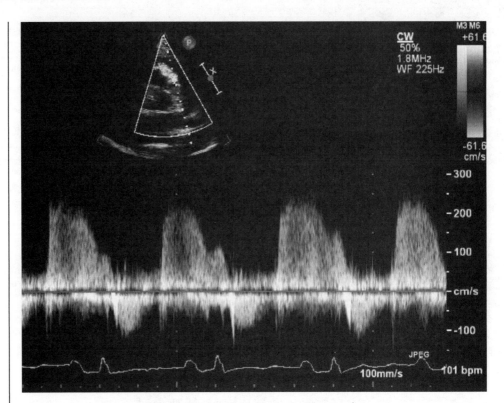

图 2.11 随着心房收缩,肺动脉反流速度降低(应用连续多普勒波形检测)。

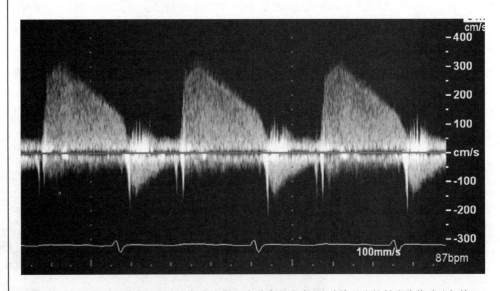

图 2.12 舒张期肺动脉高压和右室舒张末期压力升高的患者,肺动脉反流的射流峰值减速加快。

QR 2.16　宽大的肺动脉反流束。

QR 2.17　肺动脉瓣关闭不全的放大视图。

QR 2.18 右心室肥厚。

参考文献

Stephen B, Dalal P, Berger M, et al. Noninvasive estimation of pulmonary artery diastolic pressure in patients with tricuspid regurgitation by Doppler echocardiography. *Chest.* 1999;116:73–77. *Because right ventricular and pulmonary artery diastolic pressure is equal at the time of pulmonary valve opening, Doppler echocardiographic estimation of right ventricular pressure at this point provides an estimate of pulmonary artery diastolic pressure. Tricuspid velocity at the time of pulmonary valve opening is measured by superimposing the interval between the onset of the QRS complex on the ECG and the onset of pulmonary flow on the tricuspid regurgitation envelope. The tricuspid gradient at this instant is calculated from the measured tricuspid velocity using the Bernoulli equation.*

肺部超声心动图

"那些事你通常不会用超声来做,因为你习惯了耳朵。"

问题

将超声探头放置于充血性心力衰竭患者的后胸部,会出现下面哪一种改变?

A. 互相平行的水平线

B. 基底较窄的垂直线

肺彗星尾征与肺血管外的积液是相关的。

参考文献

Zanobetti M, Poggioni C, Pini R. Can chest ultrasonography replace standard chest radiography for evaluation of acute dyspnea in the ED? *Chest.* 2011;139:1140–1147.

Frassi F, Gargani L, Gligorova S, et al. Clinical and echocardiographic determinants of ultrasound lung comets. *Eur J Echocardiogr.* 2007;8:474–479.

Lichtenstein DA, Mezière GA. Relevance of lung ultrasound in the diagnosis of acute respiratory failure: the BLUE protocol. *Chest.* 2008;134:117–125.

Lichtenstein DA, Mezière GA, Lagoueyte JF, et al. A-lines and B-lines: lung ultrasound as a bedside tool for predicting pulmonary artery occlusion pressure in the critically ill. *Chest.* 2009;136:1014–1020. *A horizontal artifact indicates a normal lung surface. A comet-tail artifact indicates subpleural interstitial edema.*

Herrnheiser G, Hinson KF. An anatomical explanation of the formation of butterfly shadows. *Thorax.* 1954;9:198–210.

答案:B

Ewart 征:超声心动图改变

因为胸腔液体的存在,超声得以从一些非常规的切面评估心脏。

心脏超声检查时的非常规(往往很有效)探头位置包括:

1.左侧胸腔积液患者左肩胛下位置。

2.右肺切除术患者右侧腋窝位置。

参考文献

Ewart W. Practical aids in the diagnosis of pericardial effusion, in connection with the question as to surgical treatment. *Br Med J.* (London) 1896;1:717–721. *The bedside physical findings are created by compressive atelectasis due to pressure on the lungs by distended pericardium.*

Maguire R. On palpation and auscultatory percussion. *Br Med J.* 1898;1938:484–485.

Yernault JC, Bohadana AB. Chest percussion. *Eur Respir J.* 1995;8:1756–1760.

Winter R, Smethurst D. Percussion–a new way to diagnose a pneumothorax. *Br J Anaesth.* 1999;83:960–961.

Piccoli M, Trambaiolo P, Salustri A, et al. Bedside diagnosis and follow-up of patients with pleural effusion by a hand-carried ultrasound device early after cardiac surgery. *Chest.* 2005;128:3413–3420.

直接的肺部听诊

> *"心脏检查最重要的部分就在耳听为实。"*

1816 年,在 Laennec 发明听诊器之前,耳朵被用作"声音传感器"。检查者需要将耳朵直接贴于患者的身体(需要在家与亲人反复练习)上,有时会垫一件薄衣服或者纸巾,以避免直接接触。

实际上,直接听诊技术仍然可用于在背部检查肺底。但对心脏体格检查的某些方面,我们有点过分热情。

参考文献

Benbassat J, Baumal R. Narrative review: should teaching of the respiratory physical examination be restricted only to signs with proven reliability and validity? *J Gen Intern Med.* 2010;25:865–872.

Sapira JD. About egophony. *Chest.* 1995;108:865–867.

Ginghina C, Beladan CC, Iancu M, et al. Respiratory maneuvers in echocardiography: a review of clinical applications. *Cardiovasc Ultrasound.* 2009;7:42.

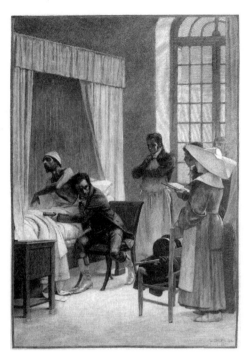

图 2.13　法国医生 Rene Theophile Hyacinthe Laennec(1781—1826)在巴黎 Necker 医院工作期间发明了听诊器,使心肺间接听诊成为可能。图中的 Laennec 医生直接将耳朵贴于患者胸部进行直接听诊。他左手所持即为当时的听诊器。照片由 Mary Evens 图像博物馆提供。

平卧-直立位低氧血症

"直立性呼吸困难。"

问题**下列哪些与罕见的平卧-直立位低氧血症相关?**

A. 卵圆孔未闭

B. 心包疾病

C. 肺叶切除

D. 成人呼吸窘迫综合征恢复期

E. 复发性肺栓塞

F. 慢性阻塞性肺病

G. 肝硬化

H. 自主神经功能障碍

平卧-直立位低氧血症是一种罕见的以直立位呼吸困难为表现的综合征。顾名思义,直立位较平卧位动脉血氧饱和度降低,并出现呼吸困难。超声心动图可用于筛查卵圆孔未闭(可能的话处于倾斜位)。这种现象的可能机制:位置变化会增加卵圆孔未闭的右向左分流。

对于心包积液的患者而言,当患者处于直立位时,积液会压迫右心房(增加右心房压)。这样一来,下腔静脉回心血流可能直接通过未闭的卵圆孔进入左心。

对于有潜在肺部疾病的患者,因部分区域肺泡压力升高会超过肺动脉毛细血管压,这将导致这些区域无血流灌注。处于直立位时,由于上肺叶对下肺叶的重力压迫，可能会产生少许肺通气无效腔，进而导致体位性低氧血症。

同时，这一综合征也可发生在肝硬化及自主神经功能障碍患者。

参考文献

Faller M, Kessler R, Chaouat A, et al. Platypnea-orthodeoxia syndrome related to an aortic aneurysm combined with an aneurysm of the atrial septum. *Chest.* 2000;118:553–557.

Acharya SS, Kartan R. A case of orthodeoxia caused by an atrial septal aneurysm. *Chest.* 2000;118: 871–874.

Ferry TG, Naum CC. Orthodeoxia-platypnea due to diabetic autonomic neuropathy. *Diabetes Care.* 1999;22:857–859.

Kennedy TC, Knudson RJ. Exercise-aggravated hypoxemia and orthodeoxia in cirrhosis. *Chest.* 1977;72:305–309.

答案：以上全是。

心脏瓣膜病

主动脉瓣狭窄的床旁评估

"它看上去（或听上去）像一个'U'或'V'吗？"

下列关于主动脉瓣狭窄杂音的描述哪个是错的？

A. 杂音一定能听得到

B. 杂音的响度与瓣膜狭窄的严重程度有关

C. 杂音在收缩晚期最响并能反映在频谱多普勒图像上

D. 在心尖处能听到悦耳的杂音

主动脉瓣狭窄的杂音是一种典型的响亮的杂音，以至于体格检查时几乎不会漏诊。杂音在胸骨右缘靠上的肋间听诊区最响亮，并且向颈部传导。杂音的响亮程度与瓣膜的狭窄程度无关。杂音具有逐渐增强又逐渐减弱的收缩期杂音特点,这种特征可通过多普勒频谱进行确认。为了在听诊方面评估主动脉瓣狭窄的严重程度，我们必须训练耳朵能够识别杂音的特点，这种杂音在收缩晚期最响，与收缩早期至收缩中期最响的非梗阻性心脏病的杂音相反。提高这项床旁技能最好的方法是不断实践。主动脉瓣狭窄多普勒信号曲线可以反映杂音响度的变化。频谱多普勒可作为一种反馈方法来补充听诊的不足并提高诊断的准确性。

QR 3.1　主动脉瓣狭窄多普勒频谱的收缩期达峰时间延迟，瓣膜狭窄的杂音在收缩晚期最响。射血时间延长(图像里"关闭时的咔嗒声"实际上是一个人工瓣膜)。在心电图 QRS 波里对应主动脉瓣关闭的时间点。左室射血时间的延长使得第二心音矛盾分离。也就是说,在呼气的时候肺动脉瓣的关闭早于主动脉瓣的关闭。

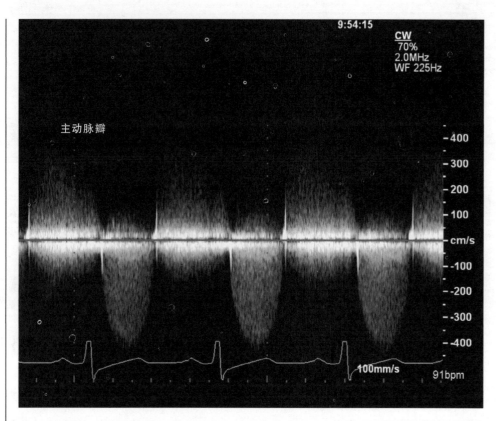

图 3.1 重度主动脉瓣狭窄。

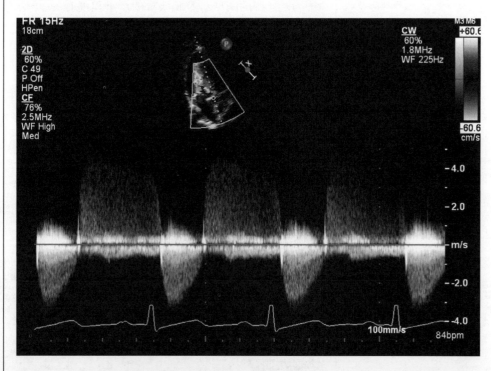

图 3.2 中度主动脉瓣狭窄在收缩早期达峰。主动脉瓣反流增加的血流可能会使瓣膜收缩期杂音更响。

参考文献

Baumgartner H, Hung J, Bermejo J, et al. EAE/ASE. Echocardiographic assessment of valve steno-sis: EAE/ASE recommendations for clinical practice. *Eur J Echocardiogr.* 2009;10:1–25.

Maganti K, Rigolin VH, Sarano ME, et al. Valvular heart disease: diagnosis and management. *Mayo Clin Proc.* 2010;85:483–500.

Gallavardin 现象

　　Gallavardin 现象需彩色多普勒血流与听诊相结合才能诊断。它指的是在一些患者中主动脉瓣狭窄杂音的高频成分放射至心尖部,此时,同一杂音在心尖部和基底部听起来有明显的不同。这些患者主动脉瓣狭窄的杂音在基底部是刺耳的、嘈杂的(和平常一样),但是杂音在心尖部却是反常的,为温和的、吹风样的、悦耳的(类似二尖瓣反流)。

　　尽管一名有经验的临床医生知道二尖瓣反流通常与主动脉瓣狭窄有关。但在有 Gallavardin 现象的患者中,主动脉瓣狭窄合并二尖瓣反流患者的听诊结果易出错。主动脉瓣狭窄伴心尖部有悦耳"二尖瓣"杂音的患者,如彩色多普勒未探及二尖瓣反流,则可以诊断为 Gallavardin 现象。

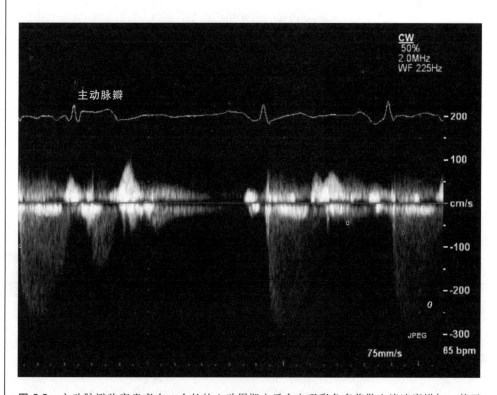

图 3.3　主动脉瓣狭窄患者在一个长的心动周期之后会出现彩色多普勒血流速度增加。基于此,床旁听诊主动脉狭窄杂音响度的增加,对区分 Gallavardin 现象和合并二尖瓣反流时的杂音非常有用。

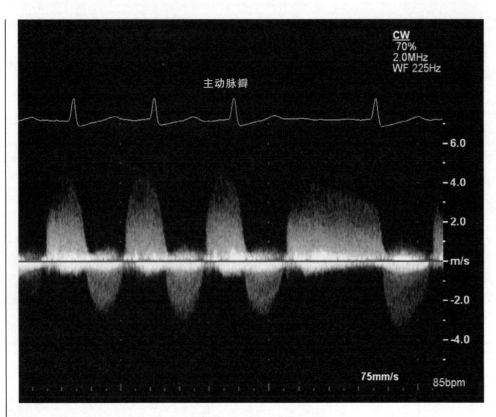

图 3.4 二尖瓣反流在一个长的心动周期后杂音响度(或者多普勒血流速度)不会增加。

参考文献

Giles TD, Martinez EC, Burch GE. Gallavardin phenomenon in aortic stenosis. A possible mechanism. *Arch Intern Med.* 1974;134:747–749.

Gallavardin L, Pauper-Ravault. Le souffle' du retrecissement aortique puet changer de timbre et devenir dans sa propagation apexienne. *Lyon Med.* 1925:523.

主动脉瓣第二心音

"怎样在床边判断 A2 是减少的或消失的?"

随着时间流逝,主动脉狭窄程度逐渐加重,第二心音(A2)主动脉瓣的组成部分在响度上逐渐减弱并且在重度主动脉瓣狭窄中会完全消失。第二心音的肺动脉组成部分仍然是可以听得到的。

要进行床旁听诊,首先得会分辨心音。杂音最初容易被忽略。我们要对比胸骨左缘靠上的肋间第二心音和胸骨右缘靠上的肋间第二心音。在没有肺动脉高压的情况下,第二心音的肺动脉瓣组成部分只能在胸骨左缘靠上的肋间听到。第二心音在胸骨右缘靠上的肋间是听不到肺动脉瓣组成部分的,因此该区域的第二心音只会受到主动脉瓣活动度的影响。

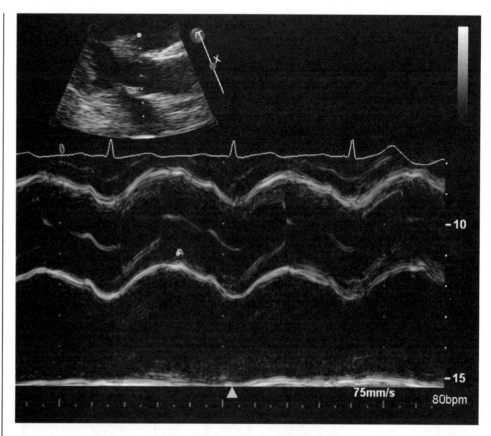

图 3.5 正常的主动脉瓣开放。这种图像(并且听诊未听到杂音)可排除典型的主动脉瓣狭窄。相反,主动脉瓣叶钙化的表现伴随收缩期杂音并不一定是主动脉瓣狭窄的典型表现。

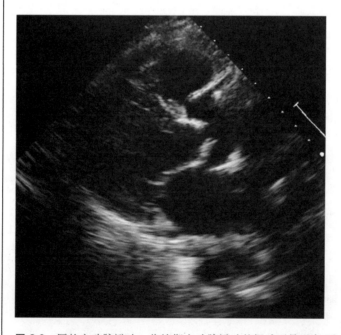

图 3.6 厚的主动脉瓣叶。收缩期主动脉瓣叶的摆动不易观察,这点在健康柔软的瓣叶中是很普遍的,但是在这些厚的、僵硬的瓣叶中能很明显地观察到瓣叶的摆动,因此这与有无杂音没有关系。

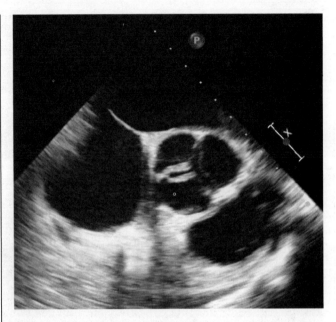

图 3.7 主动脉瓣狭窄三个瓣叶运动受限。这种表现就像一个撕裂的洞口。三个瓣叶的活动度减低。在这个病例中,主动脉瓣叶的钙化不会像其他病例中那样频繁产生遮盖狭窄主动脉瓣口的平面几何形状的伪影。

● **注意** 平面几何法应该在瓣口最窄的平面测量主动脉瓣狭窄的瓣口面积,否则可能会高估狭窄的瓣口面积。形象地说,平面几何法必须在"火山口"测量。

QR 3.2 主动脉瓣硬化:主动脉瓣局部的钙化就像"浮"在活动的主动脉瓣上一样。在有主动脉瓣硬化的这些患者中,他们第二心音的主动脉瓣组成部分是正常的,表现为响亮的收缩期杂音。

参考文献

Luisada AA. The second heart sound in normal and abnormal conditions. *Am J Cardiol.* 1971;28: 150–161.

Chandraratna PA, Lopez JM, Cohen LS. Echocardiographic observations on the mechanism of production of the second heart sound. *Circulation.* 1975;51:292–296. *S2 is caused by deceleration of columns of blood resulting from semilunar valve closure.*

答案:B

导致主动脉瓣狭窄和反流的原因有瓣膜、瓣上或瓣下

固定的非动态主动脉瓣下狭窄非常少见。经胸超声心动图很难看清主动脉瓣膜下的结构。如果患者图像质量欠佳或主动脉瓣比较薄,主动脉瓣下的结构可能会完全看不清。固定的左室流出道梗阻可能会被误诊为动态的主动脉瓣下狭窄,例如肥厚型心肌病。

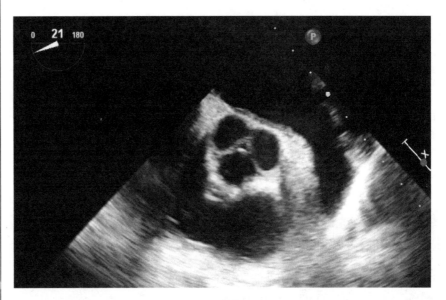

图 3.8　主动脉瓣反流的瓣上因素:三叶主动脉瓣伴随中央型反流的原因是升主动脉近端扩张(这幅图里不明显)。

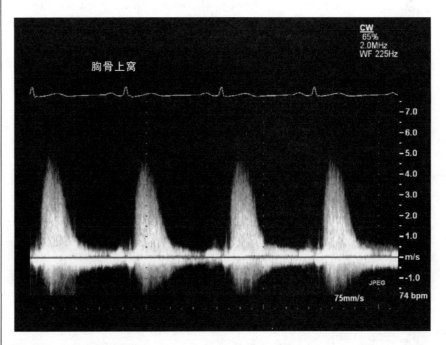

图 3.9　右侧胸骨旁切面和胸骨上窝切面多普勒血流频谱可见主动脉瓣狭窄的喷射血流并且可能达到最高的血流速度。

参考文献

Kelly DT, Wulfsberg E, Rowe RD. Discrete subaortic stenosis. *Circulation*. 1972;46:309–322. *Ejection clicks are rare. Peripheral pulses are normal. A precordial systolic thrill over the base of the heart is transmitted to the suprasternal notch. The murmur does not differ from the murmur of valvular aortic stenosis. Atrial S4 gallops and/or a single second heart sound indicate severe outflow obstruction.*

Edwards JE. Pathology of left ventricular outflow obstruction. *Circulation*. 1965;31:586–599.

Katz NM, Buckley MJ, Liberthson RR. Discrete membranous subaortic stenosis: report of 31 patients, review of the literature, and delineation of management. *Circulation*. 1977;56:1034–1038.

Aboulhosn J, Child JS. Left ventricular outflow obstruction: subaortic stenosis, bicuspid aortic valve, supravalvar aortic stenosis, and coarctation of the aorta. *Circulation*. 2006;114:2412–2422. *Excellent review.*

Choi JY, Sullivan ID. Fixed subaortic stenosis: anatomical spectrum and nature of progression. *Br Heart J*. 1991;65:280–286. *Four types of fixed subaortic stenosis were identified: short segment (81%), long segment(12%), posterior displacement of the infundibular septum with additional discrete narrowing of the left ventricular outflow tract(5%), and redundant tissue arising from the membranous septum (2%).*

Maron BJ, Redwood DR, Roberts WC, et al. Tunnel subaortic stenosis: left ventricular outflow tract obstruction produced by fibromuscular tubular narrowing. *Circulation*. 1976;54:404–416.

Williams JC, Barratt-Boyes BG, Lowe JB. Supravalvular aortic stenosis. *Circulation*. 1961;24:1311–1318.

De Rubens Figueroa J, Rodríguez LM, Hach JL, et al. Cardiovascular spectrum in Williams-Beuren syndrome: the Mexican experience in 40 patients. *Tex Heart Inst J*. 2008;35:279–285.

Vince DJ. The role of rubella in the etiology of supravalvular aortic stenosis. *Can Med Assoc J*. 1970;103:1157–1160.

Varghese PJ, Izukawa T, Rowe RD. Supravalvular aortic stenosis as part of rubella syndrome, with discussion of pathogenesis. *Br Heart J*. 1969;31:59–62.

Ensing GJ, Schmidt MA, Hagler DJ, et al. Spectrum of findings in a family with nonsyndromic autosomal dominant supravalvular aortic stenosis: a Doppler echocardiographic study. *J Am Coll Cardiol*. 1989;13:413–419.

Espinola-Zavaleta N, Muñoz-Castellanos L, Kuri-Nivon M, et al. Aortic obstruction: anatomy and echocardiography. *Cardiovasc Ultrasound*. 2006;4:36.

连续方程法计算主动脉瓣口面积

"在收缩期，瓣下、瓣口和瓣上的血流速度是相等的。"

流量＝流速×瓣口面积。在流量不变的情况下，面积的改变会导致速度成比例的改变。

每搏量＝每搏量

短粗的圆柱体的容积(A×v)＝瘦长的圆柱体的容积(a×V)

为了解决主动脉瓣狭窄瓣口面积的问题：用(A×v)/V

非重度主动脉瓣狭窄在进行多巴酚丁胺试验后血流量会增加：

1.在流出道面积(A)大小不改变的情况下，血流速度(v)不成比例地增加。

2.在血流增加，主动脉瓣开放幅度更大的情况下，血流速度(V)成比例地减慢。

3.在主动脉瓣狭窄不严重的情况下,计算出来的主动脉瓣口面积会增大。

v 与 V 的比值称为无纲量系数。

参考文献

Burwash IG, Thomas DD, Sadahiro M, et al. Dependence of Gorlin formula and continuity equation valve areas on transvalvular volume flow rate in valvular aortic stenosis. *Circulation*. 1994;89:827–835.

deFilippi CR, Willet DL, Brickner ME, et al. Usefulness of dobutamine echocardiography in distinguishing severe from nonsevere valvular aortic stenosis in patients with depressed left ventricular function and low transvalvular gradients. *Am J Cardiol*. 1995;75:191–194.

Schwammenthal E, Vered Z, Moshkowitz Y, et al. Dobutamine echocardiography in patients with aortic stenosis and left ventricular dysfunction: Predicting outcome as a function of management strategy. *Chest*. 2001;119:1766–1777.

Monin JL, Quere JP, Monchi M, et al. Low-gradient aortic stenosis: operative risk stratification and predictors for long-term outcome: a multicenter study using dobutamine stress hemodynamics. *Circulation*. 2003;108:319–324.

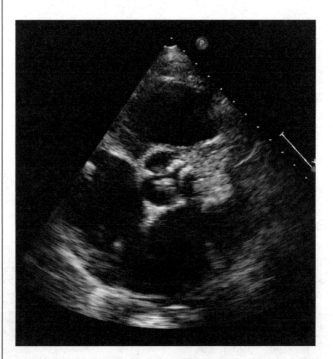

图 3.10　易犯错误:这个超声图像掩盖了主动脉瓣被超声伪影扭曲的事实,这就使得主动脉瓣口看上去比实际情况要小。平面几何法测得的面积应该与频谱多普勒结果(跨瓣压差法和连续方程法)及临床诊断相结合进行对比分析。

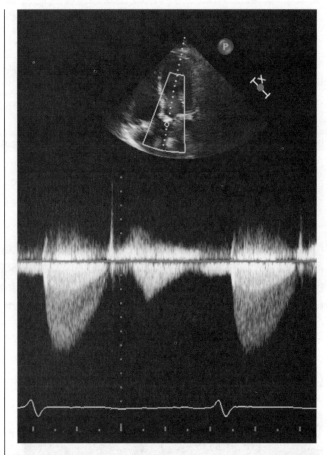

图 3.11 无纲量系数。

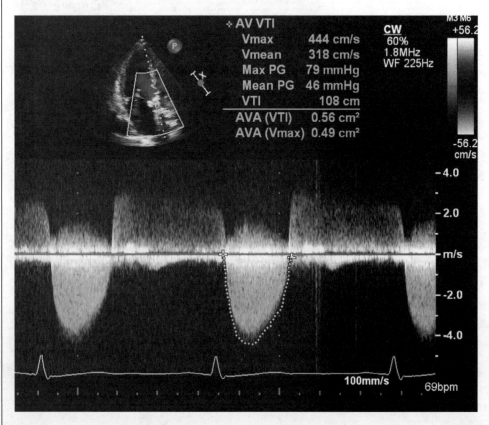

图 3.12 主动脉瓣口面积等于流出道面积乘以无纲量系数(v/V)。

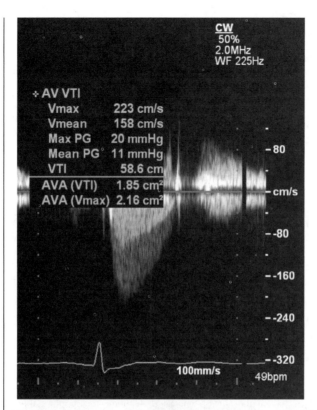

图 3.13 Vmax、Vmean、VTI 都能作为连续方程里的速度来进行计算。易犯错误:不同类型的东西不要进行对比:v/V 的速度应是同样的单位。

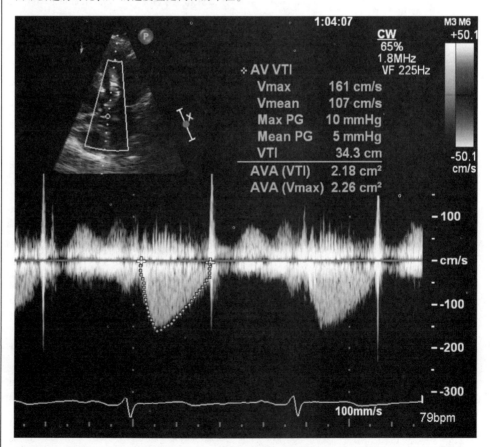

图 3.14 跨瓣压差法(4V²)测量结果相比于血流速度来说更容易被血流影响。主动脉瓣反流会导致测量结果逐渐增大,左室功能失调会导致测量结果逐渐减小。焦虑或心动过速会使测量结果瞬间增加,镇静会使测量结果瞬间减小。连续方程法测量主动脉瓣面积应使用速度(不是跨瓣压差)。

QR 3.3　主动脉瓣钙化。二尖瓣瓣环钙化。左室肥大。

QR 3.4　主动脉瓣局部钙化。

QR 3.5　主动脉瓣钙化。肋下切面。

参考文献

Skjaerpe T, Hegrenaes L, Hatle L. Noninvasive estimation of valve area in patients with aortic stenosis by Doppler ultrasound and two-dimensional echocardiography. *Circulation.* 1985;72:810–818.

Hegrenaes L, Hatle L. Aortic stenosis in adults: non-invasive estimation of pressure differences by continuous wave Doppler echocardiography. *Br Heart J.* 1985;54:396–404.

Currie PJ, Seward JB, Reeder GS, et al. Continuous-wave Doppler echocardiographic assessment of severity of calcific aortic stenosis: a simultaneous Doppler-catheter correlative study in 100 adult patients. *Circulation.* 1985;71:1162–1169.

Zoghbi WA, Farmer KL, Soto JG, et al. Accurate noninvasive quantification of stenotic aortic valve area by Doppler echocardiography. *Circulation.* 1986;73:452–459.

de la Morena G, Saura D, Oliva MJ, et al. Real-time three-dimensional transoesophageal echocardiography in the assessment of aortic valve stenosis. *Eur J Echocardiogr.* 2010;11:9–13. *Aortic valve planimetry was possible in 95% of patients by using three-dimensional transesophageal echocardiography.*

Chang SA, Kim HK, Sohn DW. Impact of afterload on the assessment of severity of aortic stenosis. *J Cardiovasc Ultrasound.* 2012;20:79–84.

Dumesnil JG, Pibarot P, Carabello B. Paradoxical low flow and/or low gradient severe aortic stenosis despite preserved left ventricular ejection fraction:implications for diagnosis and treatment. *Eur Heart J.* 2010;31:281–289.

心导管下的主动脉瓣狭窄瓣口面积测量

"为了计算主动脉瓣口面积，你的智商至少要比你患者的射血分数高。"

在心导管实验里可以用简单的 Hakki 公式计算主动脉瓣口面积：心排血量除以主动脉瓣跨瓣压差的平方根。

参考文献

Hakki AH, Iskandrian AS, Bemis CE, et al. A simplified valve formula for the calculation of stenotic cardiac valve areas. *Circulation.* 1981;63:1050–1055. *A simplified version of the original Gorlin formula using the cardiac output and the pressure difference across the valve can be used to measure the severity of aortic stenosis. Peak pressure difference across the valve can be used instead of the mean pressure difference.*

超声心动图计算心排血量的易犯错误：左室流出道的直径可能会被高估或低估，以至于给出一个错误的每搏量。以下两条参考文献中讨论了计算压差易犯的错误。

参考文献

Chambers J. Is pressure recovery an important cause of "Doppler aortic stenosis" with no gradient at cardiac catheterisation? *Heart*. 1996;76:381–383.

Baumgartner H, Khan S, De Robertis M, et al. Discrepancies between Doppler and catheter gradients in aortic prosthetic valves in vitro: a manifestation of localized gradients and pressure recovery. *Circulation*. 1990;82:1467–1475.

每搏输出量

"超声心动图计算每搏输出量 = 圆柱体面积 × 收缩期射血长度"

每搏量可以通过构想一个超声心动图的圆柱体来测量，圆柱体的容积就是面积乘以长度。有些人喜欢用"往一个桶里填满沙子"做比喻。

示例：左室流出血流束的面积 × 该点的速度时间积分 = 每搏输出量

面积：$\pi \times r^2 = 0.785 \times d^2$

0.785 从哪里来的？

$r = d/2$

$r^2 = d^2/4$

$\pi \times r^2 = \pi \times d^2/4 = \pi/4 \times d^2 = 3.14/4 \times d^2 = 0.785 \times d^2$

延伸：速度时间积分就是每搏血流的长度。瓣口面积的改变会导致每搏血流长度成比例地改变。

● **坏消息**　二维超声心动图是一种断层成像技术，就好比用一把刀把一块面包切成很多薄片一样。因此，测量的直径可能被高估或低估。一个正切的薄片直径是最大的。因此需在圆的最大切面测量直径，否则会低估测得的直径。

在存在分流、瓣膜狭窄合并瓣膜反流的情况下易犯的错误：如果做了分流术的话，全身的每搏量和静脉的每搏量是不等的。如果在同一心动周期内前向的每搏输出量血流中有一部分来自特定的后向瓣膜反流血流，则每搏输出量在不同的瓣膜是不等的。

每搏输出量的计算

问题　　多普勒超声心动图通过测量取样框里的血流速度来计算每搏输出量，哪个计算结果是最不准确的？

A. 分流测量

B. 狭窄的瓣口测量

C. 反流的瓣口测量

D. 压力测量

E. 心排血量测量

心排血量等于每搏输出量乘以心率。超声心动图测量肺动脉压力的不精确性不是计算过程中要面对的问题。肺动脉压力是由跨肺动脉瓣压差与跨肺动脉瓣血流的比值计算得出的。血流面积是计算中的难题。无纲量指数不用测量血流面积，看上去更实用并且更有助于筛选不需要给出具体数值的增高的肺动脉压。这个指数测量的是三尖瓣反流血流速度和心室每搏射出血流束长度的比值。

因为分流测量需测量两种不同的血流面积，所以分流测量是最不准确的。每个测量面积伴随着潜在的测量误差。狭窄的和反流的瓣口面积测量用于日常临床应用已经足够准确。

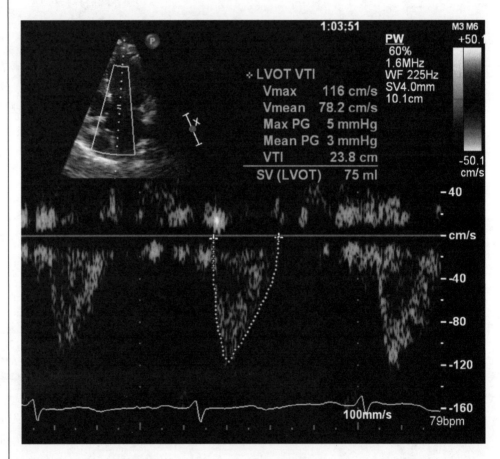

图 3.15 每搏输出量测量。

参考文献

Enriquez-Sarano M, Bailey KR, Seward JB, et al. Quantitative Doppler assessment of valvular regurgitation. *Circulation.* 1993;87:841–848.

Dumesnil JG, Shoucri RM. Effect of the geometry of the left ventricle on the calculation of ejection fraction. *Circulation.* 1982;65:91–98. *Ejection fraction is determined not only by the extent of myocardial shortening, but also by the relationship of ventricular wall thickness to ventricular cavity size.*

答案：A

心排血量

下列哪句话是错的?

A. Fick 心排血量计算适用于心房颤动的患者

B. 在有三尖瓣反流的情况下,热稀释法测量心排血量不准确

C. 肺动脉氧饱和度在 65% 以下说明心排血量减少

D. 肺动脉氧饱和度在 80% 以上说明心排血量减少

Fick 方法原理是动脉和静脉的含氧量不同。因其独有的"稳定状态"而适用于心房颤动患者。在低心排血量状态下应用最准确,因为这种状态下动静脉含氧量的差异很大。心排血量减少的情况下耗氧量增加。这会导致肺动脉氧饱和度降低。

热稀释法在一个短的心动周期后测量"曲线下面积"。计算结果会被显著的三尖瓣反流影响,并且很可能受心房颤动不同心动周期的长度影响。

参考文献

Detry JM, Rousseau M, Vandenbroucke G, et al. Increased arteriovenous oxygen difference after physical training in coronary heart disease. *Circulation*. 1971;44:109–118.

Fares WH, Blanchard SK, Stouffer GA, et al. Thermodilution and Fick cardiac outputs differ: impact on pulmonary hypertension evaluation. *Can Respir J*. 2012;19:261–266.

Gonzalez J, Delafosse C, Fartoukh M, et al. Comparison of bedside measurement of cardiac output with the thermodilution method and the Fick method in mechanically ventilated patients. *Crit Care*. 2003;7:171–178.

答案:D

低压差主动脉瓣狭窄

"矮胖 = 瘦长"

伴随着阻力的增加,狭窄的主动脉瓣口血流速度增加。压差等于 4 乘以速度的平方。高压差通常意味着重度狭窄。但伴随着每搏输出量减少的低压差主动脉瓣狭窄,则需要测量狭窄的瓣口面积。因为压差受负荷状态影响,所以主动脉瓣口狭窄面积是需要直接测量的。速度增加多少也会受跨瓣血流的影响。

QR 3.6　无纲量指数。

QR 3.7a　主动脉瓣膜增厚。收缩期开放幅度减少。

QR 3.7b 主动脉瓣膜增厚。收缩期开放幅度减少。

参考文献

Pereira JJ, Lauer MS, Bashir M, et al. Survival after aortic valve replacement for severe aortic stenosis with low transvalvular gradients and severe left ventricular dysfunction. *J Am Coll Cardiol.* 2002;39:1356–1363.

Maréchaux S, Hachicha Z, Bellouin A, et al. Usefulness of exercise-stress echocardiography for risk stratification of true asymptomatic patients with aortic valve stenosis. *Eur Heart J.* 2010;31:1390–1397.

Hachicha Z, Dumesnil JG, Bogaty P, et al. Paradoxical low-flow, low-gradient severe aortic stenosis despite preserved ejection fraction is associated with higher afterload and reduced survival. *Circulation.* 2007;115:2856–2864. *Patients with severe aortic stenosis may have low transvalvular flow and low gradients despite a normal LV ejection fraction. This pattern is in fact consistent with a more advanced stage of the disease and has a poorer prognosis. This condition may be misdiagnosed, leading to an inappropriate delay of aortic valve replacement surgery.*

二叶式主动脉瓣

问题

关于二叶式主动脉瓣,哪句话是正确的?

A. 听诊毫无诊断意义

B. 瓣膜向上凸起通常说明是风湿导致的

C. 主动脉无相关的异常表现

D. 以上全是错的

由于瓣膜边缘的融合,瓣膜向上凸起通常是先天性(非风湿性)二叶式主动脉瓣的表现。主动脉缩窄与二叶式主动脉瓣有关。当听诊听到收缩期的咔嗒声时,应怀疑二叶式主动脉瓣的存在。

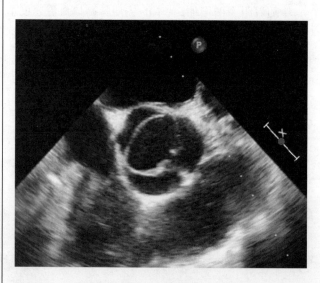

图 3.16 二叶式主动脉瓣。收缩期的"鱼嘴状瓣口"。5 点钟位置瓣膜融合。

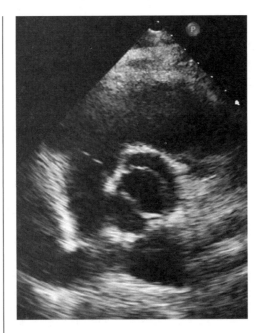

图 3.17　二叶式主动脉瓣。

 QR 3.8a　二叶式主动脉瓣。

 QR 3.8b　二叶式主动脉瓣。

 QR 3.9　主动脉瓣偏心反流伴随着向上凸起的二叶式主动脉瓣。

 QR 3.10　二叶式主动脉瓣瓣膜融合处形成的伪影。

 QR 3.11　细微的主动脉瓣偏心反流。

参考文献

Ward C. Clinical significance of the bicuspid aortic valve. *Heart*. 2000;83:81–85.

Mordi I, Tzemos N. Bicuspid aortic valve disease: a comprehensive review. *Cardiol Res Pract*. 2012; 2012:196037.

Michelena HI, Desjardins VA, Avierinos JF, et al. Natural history of asymptomatic patients with normally functioning or minimally dysfunctional bicuspid aortic valve in the community. *Circulation*.

2008;117:2776-2784.

Abdulkareem N, Smelt J, Jahangiri M. Bicuspid aortic valve aortopathy:genetics, pathophysiology and medical therapy. *Interact Cardiovasc Thorac Surg.* 2013;17:554-559.

Cho HJ, Jung JI, Kim HW, et al. Intracardiac eustachian valve cyst in an adult detected with other cardiac anomalies: usefulness of multidetector CT in diagnosis. *Korean J Radiol.* 2012;13:500-504.

答案:D

二叶式主动脉瓣的听诊

"位置,位置,位置。"

问题　　一位临床怀疑二叶式主动脉瓣的患者要做超声心动图证实诊断是否正确,但经胸超声心动图显示主动脉瓣膜欠佳。下列临床医生说的哪句话会让超声医生认为应通过经食管超声心动图确诊:

A. 胸骨左缘靠下的位置第一心音分裂

B. 第一心音分裂在心尖部和心底部类似

C. 只有用听诊器听筒轻压时才能听到心尖处第一心音分裂

二叶式主动脉瓣听诊的特征性杂音是收缩早期的咔嗒音。在床旁听诊的收缩期咔嗒音需与正常心房跳动增快(S4)导致的第一心音分裂相区别。收缩期咔嗒音是一种短促的、尖锐的声音。这个杂音容易在胸骨右缘的主动脉瓣听诊区听到。心尖部也能听到相似的响度或更响的杂音。

正常情况下,不会在胸骨右缘靠上的肋间听到第一心音分裂。正常的第一心音分裂通常局限在胸骨左缘靠下的肋间。由于M1(二尖瓣关闭组成部分)和T1的分裂,在胸骨左缘靠下的肋间位置可以听到三尖瓣关闭的组成部分(T1)。

左房奔马律在心尖部听诊明显,通常很难听到低频的"砰的一声"。将听诊器的听筒轻轻地压在皮肤上,这样就有了足够的压力来创造一个密闭的环境,能够抵挡外界的杂音通过听诊器听筒进入,干扰听诊。更用力地施压实际上会通过延展皮肤而"形成一个隔膜",过滤掉奔马律。在听诊时,通过改变听筒对皮肤的压力来间歇地掩盖杂音可用来证实是否为左房奔马律。这种方法又称"来和去"。

● **注意**　　右束支传导阻滞的患者在心电图上胸骨左缘较低的位置通常有一个宽的第一心音分裂,这很容易与心房杂音混淆。

参考文献　　Vancheri F, Gibson D. Relation of third and fourth heart sounds to blood velocity during left ventricular filling. *Br Heart J.* 1989;61:144-148.

答案:B

慢性的重度主动脉瓣反流

"重脉和双峰脉分别在希腊语和拉丁语里都意味着'两次打击'。"

在慢性的重度主动脉瓣狭窄中,哪个脉冲异常最能说明特征性的宽脉冲压的动态特点?

A. Corrigan 脉:颈动脉显著的搏动

B. 双峰脉:两个收缩期动脉脉冲,即所谓的心脏两次跳动

C. De Musset 征:随着心脏搏动而点头

D. Duroziez 征:收缩期和舒张期搏动向股动脉传播

E. Hill 征:强调腿的收缩压>40mmHg,这点与分支动脉的收缩压不同

F. Müller 征:伴随着心脏搏动,悬雍垂也搏动

G. 手掌敲击:明显的收缩期手掌充血发红

H. 昆克脉:指甲的毛细血管随心脏周期交替变红和变白

I. 特劳伯征:在股动脉可以听到响的"枪击音"

J. 水冲脉:强烈的股动脉脉冲类似于一阵水流冲击的感觉——维多利亚时代发现的科学。水流冲击就好比在一个玻璃管子里装一部分的水或水银,当玻璃管翻转过来的时候,水或水银就会对玻璃壁产生冲击

Hill 征的改变:患者的前臂要被检查者举起来。当举起前臂的患者存在慢性重度主动脉瓣反流时,检查者能感觉到患者的脉搏搏动。这个试验通过造成舒张压降低使得已经很大的脉压进一步增加。超声心动图与体格检查相结合不会高估主动脉瓣反流。

对于初学者来说,主动脉瓣反流的杂音相当容易听诊。杂音逐渐减弱的吹风样特点是如此独特又具有特征性,听诊者可以通过学习正确的技巧来掌握这项技能。彩色血流多普勒在探测主动脉瓣反流方面比听诊器更具敏感性。因此,在彩色多普勒血流上表现出任何程度的反流时,都应回去听诊杂音。

进行过主动脉瓣手术的患者会有急性心肌梗死的表现,因为切口延伸至右冠状动脉窦口,并且把窦口关闭了,因此患者表现为急性下壁心肌梗死。合并有新的舒张期渐弱杂音的急性下壁心肌梗死提供了一个潜在的可以拯救生命的临床线索。这个线索就是这名患者急性心肌梗死的原因,实际上就是进行过主动脉瓣手术。对这名患者进行溶栓治疗和导管介入不是正确的治疗方案——必须进行急诊手术。

结合主动脉瓣反流的超声心动图特点和听诊特点非常有用。超声心动图能解释一些体格检查的发现。例如,超声心动图发现二尖瓣提前关闭符合第一心音强度减弱这个特点。在重度主动脉瓣反流患者中,能在超声心动图上看到舒张期降主动脉血流逆转。体格检查能通过在股动脉上放置听诊器听诊"枪击音"来间接证明这点。

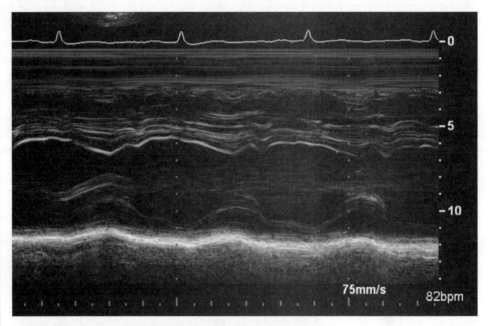

图 3.18　慢性主动脉瓣反流室间隔舒张期"下降"。

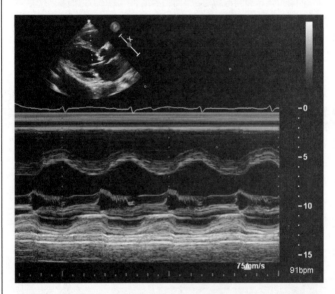

图 3.19　舒张期主动脉瓣反流导致二尖瓣前叶飘动。这个表现与主动脉瓣反流的严重程度无关。这是由主动脉瓣反流射出的血流导致的。

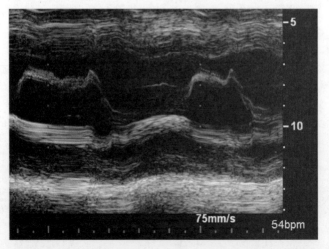

图 3.20　舒张期主动脉瓣反流导致二尖瓣前叶飘动。二尖瓣环后部的钙化与其不相关。

QR 3.12　舒张期二尖瓣反流(红色血流束)是急性严重主动脉瓣反流(舒张末期左室舒张压增加高于左房舒张压)的典型特征。这个示例中扩大的左心室腔说明主动脉瓣反流是慢性的。

QR 3.13　重度主动脉瓣反流伴随瓣叶接合程度的降低。二尖瓣开放程度降低。重度左室功能失调。

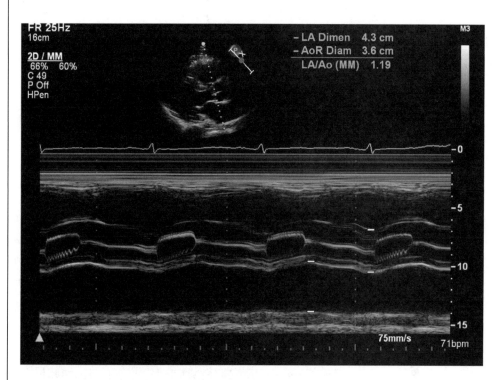

图 3.21　正常的主动脉瓣叶收缩期飘动。

参考文献

O'Rourke MF. The arterial pulse in health and disease. *Am Heart J.* 1971;82:687-702.

Sapira JD. Quincke, de Musset, Duroziez, and Hill: some aortic regurgitations. *South Med J.* 1981; 74:459-467.

Ewy GA, Rios JC, Marcus FI. The dicrotic arterial pulse. *Circulation.* 1969;39:655-661. *The dicrotic pulse is felt as a faint rebound immediately after the second heart sound. It is different from the bisferiens pulse (sometimes found in aortic regurgitation) where both palpable peaks are felt well before the second heart sound.*

Orchard RC, Craige E. Dicrotic pulse after open heart surgery. *Circulation.* 1980;62:1107-1114. *A dicrotic pulse may be found after aortic valve replacement in aortic regurgitation patients with severely dilated left ventricles and decreased systolic function.*

Smith D, Craige E. Mechanism of the dicrotic pulse. *Br Heart J.* 1986;56:531-534.

Lange RL, Hecht HH. Genesis of pistol-shot and Korotkoff sounds. *Circulation.* 1958;18:975-978.

Abdulla AM, Frank MJ, Erdin RA Jr, et al. Clinical significance and hemodynamic correlates of the third heart sound gallop in aortic regurgitation. A guide to optimal timing of cardiac catheterization. *Circulation.* 1981;64:464-471. *The finding of a ventricular S3 gallop in patients with chronic aortic regurgitation indicates left ventricular dysfunction.*

答案:E

急性重度主动脉瓣反流

一名30岁的患者彩色多普勒显示有主动脉瓣反流(AR)。

下列哪个多普勒征象最能表明重度主动脉瓣狭窄是急性的?

A. 大的彩色血流反流束

B. 二维超声声像图上主动脉瓣叶的形态学

C. 舒张期血流翻转

D. 舒张期二尖瓣反流

E. 二尖瓣叶提前关闭

年轻的患者发生急性重度 AR 可能是由感染性心内膜炎使得瓣叶破坏导致的。

● **注意**　当无感染性心内膜炎时,左室流出道的连枷样瓣叶表现可能会被误诊为赘生物形成。

　　瓣叶的破坏也可能是由于主动脉瓣手术或者未手术的外伤所导致。舒张期胸降主动脉的血流翻转是重度主动脉瓣反流的一个特殊指征。这一指征会被心率影响,年龄也是相关因素。相比年纪大的患者,年轻的患者有更显著的舒张期血流翻转,且全舒张期可见。在重度反流中,舒张末期血流速度达 20cm/s 或更快。

　　在急性 AR 中,舒张期二尖瓣反流对诊断很有帮助,但是很少见。它常常伴随着二尖瓣提前关闭,且受 PR 间期的长短影响。由于持续时间短,这种二尖瓣反流很容易被忽略。此时,可能会有舒张中期主动脉瓣膜开放和(或)二尖瓣提前关闭的情况出现。

　　随着左室舒张压迅速增加,压力达到主动脉根部,主动脉瓣瓣尖会漂向主动脉的方向。舒张晚期左室心肌剧烈过度膨胀后的弹性回缩可能会导致主动脉瓣膜的再次开放。心房收缩、舒张末左室压力升高都可能导致主动脉瓣开放。即使二尖瓣已经提前关闭,主动脉瓣仍然可能再次开放。

　　当毛细血管前小动脉顺应性良好,表现为外周血管阻力明显降低时,舒张期血流会较为顺畅地进入远处低压腔,这间接地解释了上述血流动力学改变。

　　此外,床旁检查还可诊断急性重度 AR:当有舒张期二尖瓣反流和二尖瓣提前关闭时,第一心音的二尖瓣组成部分减弱或完全听不到。在胸骨左缘较低的位置,三尖瓣组成部分仍能听得到。可能会听到第三心音的奔马律,这种改变在慢性的严重 AR 中很少听得到。类似显著的体征在慢性重度 AR 中是明显听不到的。

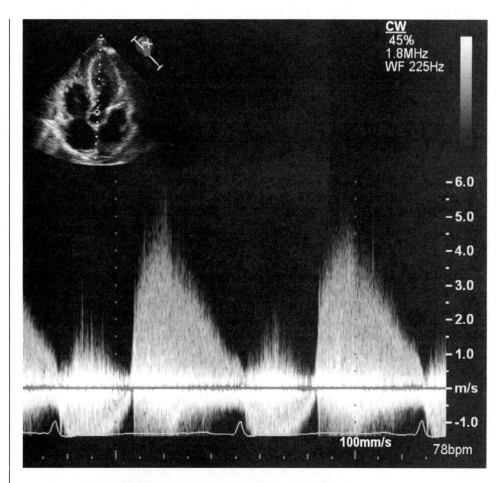

图 3.22　左室舒张末压迅速增加,导致主动脉瓣反流血流频谱速度迅速减慢。

QR 3.14a　降主动脉舒张期血流翻转。

QR 3.14b　降主动脉舒张期血流翻转。

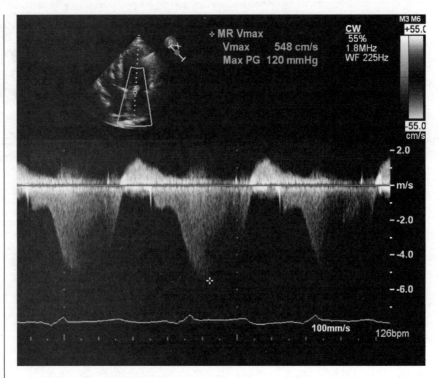

图 3.23　有急性重度主动脉瓣反流患者的二尖瓣舒张早期二尖瓣反流。

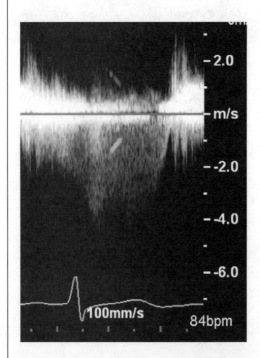

图 3.24　舒张期二尖瓣反流。反流血流在 QRS 波之前开始。

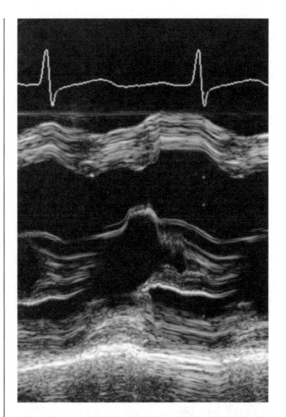

图 3.25　二尖瓣提前关闭的 M 型超声图像。

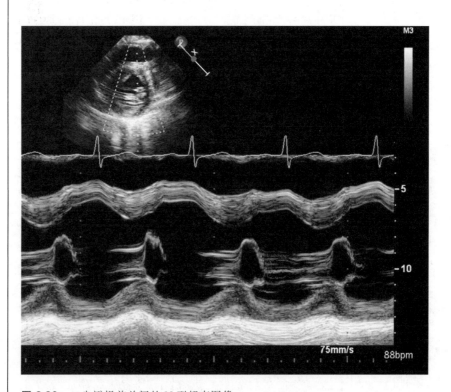

图 3.26　二尖瓣提前关闭的 M 型超声图像。

QR 3.15   彩色 M 型超声上的舒张期二尖瓣反流——在 QRS 波之前出现红色血流。

QR 3.16a   一位有心室起搏器的患者存在持续的收缩期和舒张期主动脉瓣反流,并且在收缩期没有前向血流通过主动脉瓣。

QR 3.16b   一位有心室起搏器的患者存在持续的收缩期和舒张期主动脉瓣反流,并且在收缩期没有前向血流通过主动脉瓣。

QR 3.17   由感染性心内膜炎导致的急性重度主动脉瓣反流。

参考文献

Samstad SO, Hegrenaes L, Skjaerpe T, et al. Half time of the diastolic aortoventricular pressure difference by continuous wave Doppler ultrasound: a measure of the severity of aortic regurgitation? *Br Heart J*. 1989;61:336–343.

Oh JK,, Hatle LK, Sinak LJ, et al. Characteristic Doppler echocardiographic pattern of mitral inflow velocity in severe aortic regurgitation. *J Am Coll Cardiol*. 1989;14:1712–1717.

Weaver WF, Wilson CS, Rourke T, et al. Mid-diastolic aortic valve opening in severe acute aortic regurgitation. *Circulation*. 1977;55:145–148.

Nakao S, Nagatomo T, Kiyonaga K, et al. Influences of localized aortic valve damage on coronary artery blood flow in acute aortic regurgitation: an experimental study. *Circulation*. 1987;76:201–207. *Coronary blood flow is significantly decreased when the corresponding aortic cusp is damaged.*

Lakier JB, Fritz VU, Pocock WA, et al. Mitral components of the first heart sound. *Br Heart J*. 1972;34:160–166.

Sainani GS, Szatkowski J. Rupture of normal aortic valve after physical strain. *Br Heart J*. 1969;31: 653–655. *A patient had a "seagull" or "cooing-dove" type of diastolic murmur, which was so loud that it was audible over the shoulders, arms, abdomen, low back, and neck region.*

Estevez CM, Dillon JC, Walker PD, et al. Echocardiographic manifestations of aortic cusp rupture in a myxomatous aortic valve. *Chest*. 1976;69:685–687. *Echocardiographic features associated with valvular vegetations are not specific for endocarditis. Aortic cusp rupture revealed chaotic systolic motion of one of the aortic cusps, diastolic aortic valvular fluttering, and abnormal diastolic echoes in the left ventricular outflow tract.*

Becker AE, Düren DR. Spontaneous rupture of bicuspid aortic valve. An unusual cause of aortic insufficiency. *Chest*. 1977;72:361–362. *The conjoined cusp of an unusual bicuspid valve had prolapsed, due to rupture of a fibrous strand which previously had anchored the free rim of the cusp to the inner wall of the aorta. Spontaneous rupture of the cord caused the sudden aggravation of aortic regurgitation. There were no signs of endocarditis.*

答案:C

开瓣音,扑落音,叩击音和奔马律

用以上对应的"嗡嗡声"的词语来完善下列短语

A. 二尖瓣狭窄开放......

B. 心包......

C. 肿瘤......

D. 心室......

以上多种多样的词语都是用来表明心脏异常的。他们都是舒张期的心脏杂音。开瓣音会在二尖瓣狭窄的章节详细讨论。肿瘤扑落音指的是在舒张早期左房黏液瘤突然停止发出的声音,是极其罕见的情况。巧合的是开瓣音也是在同一时刻听到的。开瓣音和扑落音都足够响亮,使得这两种杂音在心前区听诊都能明显听得到。

在超声心动图得到应用之前,有时很难在听诊上区分左房黏液瘤和二尖瓣狭窄。心包叩击音是非常少见的舒张早期心脏杂音。它有一些与体格检查相关的独特听诊特点。蹲下来的时候会变响。有一个很明显的颈静脉"y"形怒张后塌陷(在第二心音之后听到叩击音的同时可以看到这种现象)。这个现象提示缩窄性心包炎的诊断。超声心动图评估时还应扩展观察呼气时肝静脉血流的反转,呼气相和吸气相二尖瓣、三尖瓣舒张早期前向血流速度的不一致,以及室间隔随呼吸的"弹跳"。还可能会有明显但非特异性的双心房增大。

三重的心音产生了奔马律:

Ten...Neh...See(S4...S1...S2)或 Ken...Tuh...Keee(S1...S2...S3)

这是一个需要花时间学习掌握的技能,但是对于床旁诊断而言是值得努力的!

参考文献

Pitt A, Pitt B, Schaefer J, et al. Myxoma of the left atrium. Hemodynamic and phonocardiographic consequences of sudden tumor movement. *Circulation.* 1967;36:408–416.

Lange RL, Botticelli JT, Tsagaris TJ, et al. Diagnostic signs in compressive cardiac disorders. Constrictive pericarditis, pericardial effusion, and tamponade. *Circulation.* 1966;33:763–777.

Gibson TC, Grossman W, McLaurin LP, et al. An echocardiographic study of the interventricular septum in constrictive pericarditis. *Br Heart J.* 1976;38:738–743. *Echocardiographic timing of the pericardial knock is illustrated in Figures 1 and 2.*

Candell-Riera J, García del Castillo H, Permanyer-Miralda G, et al. Echocardiographic features of the interventricular septum in chronic constrictive pericarditis. *Circulation.* 1978;57:1154–1158. *Echocardiographic timing of the "M" or "W" jugular venous pulse contour of constrictive pericarditis is illustrated. The trough of the 'y' descent coincides with the pericardial knock.*

Parry E, Mounsey P. Gallop sounds in hypertension and myocardial ischaemia modified by respiration and other manoeuvres. *Br Heart J.* 1961;23:393–404.

二尖瓣狭窄

"在诊断和评估二尖瓣狭窄的严重性时,超声心动图已经代替了体格检查。体格检查可继续用于常规的后续检查。"

一名40岁的女性患者有风湿热病史并且最近开始出现呼吸困难,其行超声心动图检查表现为"曲棍球杆"样的二尖瓣叶。下列哪个描述是错误的?

A. 第二心音现在可能会增强

B. 第一心音现在可能会减弱

C. 二尖瓣与之前相比开放更早

D. 唯一可能的病因是风湿热

在最先呈现的胸骨旁左室长轴超声心动图上,二尖瓣狭窄能很快被辨认。风湿热导致的急性炎症发作使二尖瓣前叶与后叶融合,使得凸起的和变厚的二尖瓣前叶看起来像一个"曲棍球杆"。在医学生上课时,有一个经典的问题就是:二尖瓣狭窄的三种病因是什么?

回答(通常是错误的):风湿热,风湿热,还是风湿热。

更好的答案(读了这本书的读者才知道):

1.风湿热。

2.降落伞式二尖瓣:极少见的先天性乳头肌融合成一个单一的乳头肌干。连接于单一乳头肌的腱索导致不同程度的二尖瓣狭窄。

左房的两种其他罕见的先天性异常也会导致二尖瓣狭窄:二尖瓣瓣上膜性狭窄或三房心。

慢性重度二尖瓣狭窄的超声心动图和听诊结果为:

1.二尖瓣钙化和变厚(会使第一心音二尖瓣组成部分的响度降低)。

2.肺动脉高压(听诊上第二心音肺动脉组成部分变响)。

3.三尖瓣反流(可能会降低第一心音三尖瓣组成部分的响度)。

4.左房血栓。

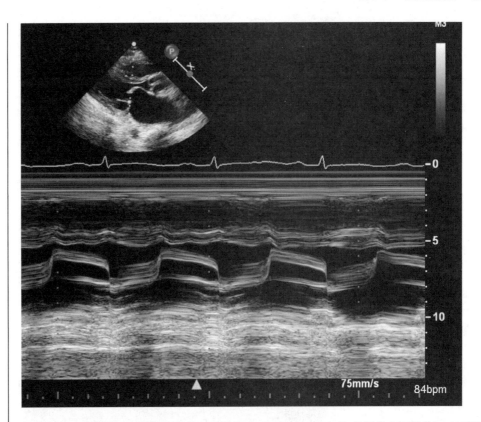

图 3.27 二维图像上二尖瓣狭窄的二尖瓣前叶"曲棍球杆"样表现(见图像上面部分)。M 型超声的超声束通过二尖瓣前叶和后叶显示了二尖瓣前叶经典的 EF 斜率呈城墙样改变。这里还有第二点更微小的发现:二尖瓣后叶被更大的二尖瓣前叶推动向前运动。这是由之前风湿热时期的炎症导致的瓣膜接合处融合所致。

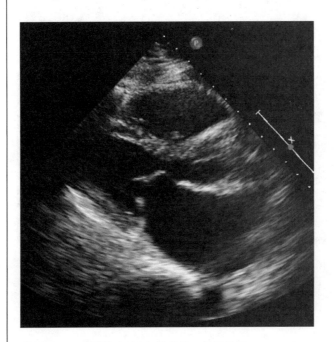

图 3.28 二尖瓣狭窄,最小程度的二尖瓣增厚。

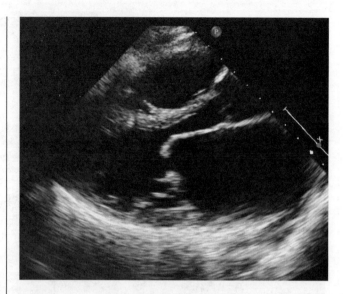

图 3.29 二尖瓣狭窄。二尖瓣叶接合处中等程度的增厚。

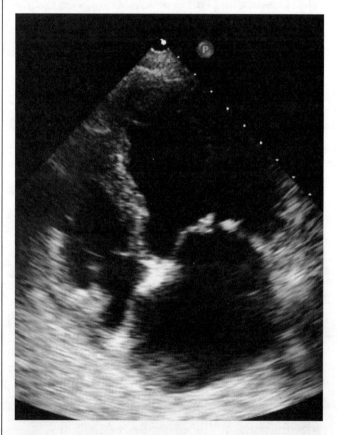

图 3.30 二尖瓣狭窄。瓣下腱索增厚。

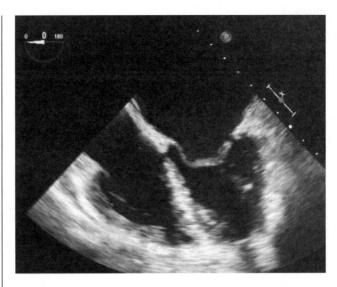

图 3.31 经食管超声心动图诊断二尖瓣狭窄：严重扩大的左房。凸起的二尖瓣前叶。二尖瓣后叶舒张期的前向运动。注意：经食管超声心动图极少被用来评估二尖瓣狭窄的严重性。它最常用来观察左心耳有无血栓，并且可帮助定量同时存在的二尖瓣反流程度。

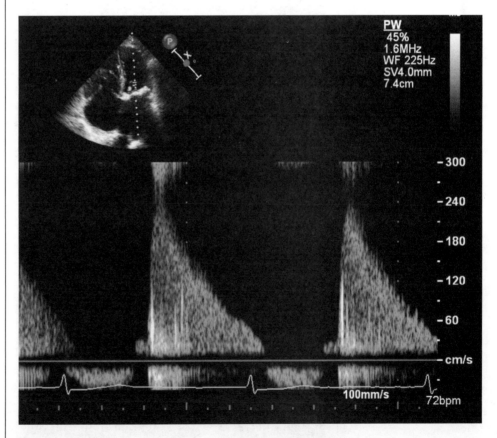

图 3.32 目测这名患者的减速时间在 600ms 以内，因此二尖瓣狭窄并不严重（760/600>1）。压力减半时间=0.29×减速时间（0.29×760=220.4）。

QR 3.18a　彩色血流可用来计算二尖瓣狭窄瓣口的面积。

QR 3.18b　彩色血流可用来计算二尖瓣狭窄瓣口的面积。

QR 3.18c　彩色血流可用来计算二尖瓣狭窄瓣口的面积。

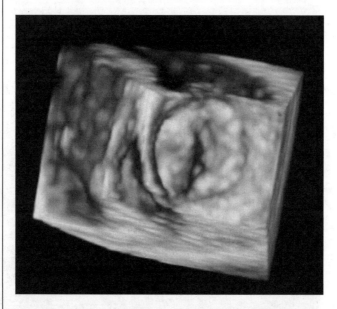

图 3.33　从左房向二尖瓣看去,狭窄二尖瓣呈"鸟眼状"。

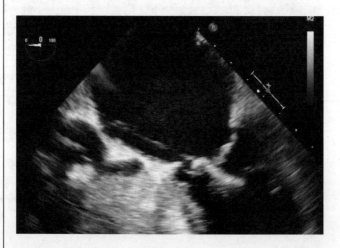

图 3.34　二尖瓣狭窄。经食管超声心动图引导的二尖瓣球囊扩张术。

QR 3.19a　二尖瓣狭窄中二尖瓣前叶凸起。

QR 3.19b　二尖瓣狭窄中二尖瓣前叶凸起。

QR 3.19c　二尖瓣狭窄中二尖瓣前叶凸起。

QR 3.19d　二尖瓣狭窄中二尖瓣前叶凸起。

QR 3.20　二尖瓣狭窄患者大规模扩大的左房。

QR 3.21a　在超声心动图技术出现之前，临床上有时难以区分三房心和二尖瓣狭窄。

QR 3.21b　在超声心动图技术出现之前，临床上有时难以区分三房心和二尖瓣狭窄。

参考文献

Remenyi B, Gentles TL. Congenital mitral valve lesions: correlation between morphology and imaging. *Ann Pediatr Cardiol.* 2012;5:3–12.

Abascal VM, Wilkins GT, Choong CY, et al. Echocardiographic evaluation of mitral valve structure and function in patients followed for at least 6 months after percutaneous balloon mitral valvuloplasty. *J Am Coll Cardiol.* 1988;12:606–615. *Echocardiographic scores of valvular morphology were obtained by assigning scores of 0 to 4 (with increasing abnormality) to each of four morphologic characteristics of the valve: leaflet mobility, thickening, calcification, and subvalvular thickening (but not calcification).*

答案：D

二尖瓣狭窄的开瓣音

"超声心动图的应用能将听诊的发现分类。"

二尖瓣狭窄响亮的第一心音，随后第二心音（如果有肺动脉高压的话会更响），然后紧接着（通常）响亮的开瓣音，这些相结合在听诊上会得出一个不会有误的响亮音律。超声心动图可以用来发现一些二尖瓣狭窄患者的开瓣音很难听到的原因。

重度钙化使狭窄二尖瓣膜不再柔软，并且响亮的第一心音和开瓣音在声音强度上都会减弱，或者听诊时听不到声音。中度至重度的二尖瓣反流（可能由之前的二尖瓣成形术所致）可能会掩饰或减弱第一心音。由于升高的左房压力，听诊会更早听到开瓣音，并且可能会混入第二心音。

开瓣音可能会被误解为一个宽的第二心音分裂。在听诊的时候抬高腿（增加静脉回流）可以帮助区分两者：

由于肺动脉瓣关闭延迟，第二心音分裂更多的时候伴随着增加的静脉回流。后者提了左房压力，使得二尖瓣"瓣膜开放"更早，因此距离第二心音更近。关注肺循环对于诊断也很有帮助。第二心音分裂可能随呼吸有很明显的改变。

最后，如果心电图上没有显示束支传导阻滞，为什么"第二心音"有这么宽的分裂？

●心电图贴士　当心电图提示左房增大合并右室肥厚时，应考虑二尖瓣重度狭窄。

参考文献

Julian D, Davies LG. Heart sounds and intracardiac pressures in mitral stenosis. *Br Heart J*. 1957; 19:486–494. *The time of occurrence of the opening snap, expressed as the A-OS interval (from the onset of the first component of aortic valve closure to the opening snap) showed a fair correlation with the left atrial pressure. This relationship was also dependent on the level of pressure in the left ventricle at the time of aortic valve closure. High aortic pressures make the opening snap later, and low aortic pressures make it earlier.*

Mounsey P. The opening snap of mitral stenosis. *Br Heart J*. 1953;15:135–142. *Auscultatory features and differential diagnosis of the opening snap.*

二尖瓣狭窄的舒张期隆隆声

"rrrrrrrrrFoot……Tah!Tah!（象声词）"

众所周知，舒张期隆隆声是很难听到和识别的。我们要把听诊器的听筒（是的，你需要听筒）轻轻地放在心尖搏动点，并在皮肤上施加足够的压力以创造一个封闭外界杂音的空间。

这个舒张期通过狭窄二尖瓣口血流的低频杂音要与"遥远的轰隆声"及"滚球声"相比较。我们可以把舒张期隆隆声描述为：远方一辆装满行李的马车行走在一个摇晃的木桥上发出的声音。

该双重杂音(股动脉搏动)用象声词"rrrrrrrFoot"(逐渐增强的狗咆哮声)来描述左房收缩导致的声音特征。"Foot"是响亮的第一心音,紧接着是第二心音(tah)和开瓣音(tah)。

舒张期隆隆声收缩期前的组成部分融合了第一心音。二尖瓣狭窄的声学现象的独特结合使得有经验的检查者很容易通过听诊诊断二尖瓣狭窄。然而,现在唯一变得"有经验"的方法,就是多听不同二尖瓣狭窄患者的心音。

幸运的是,作者搜索了 YouTube 并且推荐以下的参考文献供学习:

参考文献

Camm CF, Sunderland N, Camm AJ. A quality assessment of cardiac auscultation material on YouTube. *Clin Cardiol.* 2013;36:77–81.

http://www.youtube.com/watch?v=OQ9xrxDg3uc. Accessed November 30, 2013.

"Encompassed a range of murmurs with good audio quality and video animation."

http://www.youtube.com/watch?v=V5kSBrSA-sA. Accessed November 30, 2013.

"A video series containing lectures on heart murmurs, which was particularly comprehensive but contained fewer auscultation examples."

http://www.youtube.com/watch?v=xS3jX1FYG-M. Accessed November 30, 2013.

"A broad range of high-quality heart sounds and murmurs but lacked educational content to supplement this."

主动脉瓣反流和二尖瓣狭窄

主动脉瓣反流(超声心动图上很容易看得到)会影响合并二尖瓣狭窄患者的听诊。主动脉瓣反流可能会通过限制二尖瓣前叶的偏移(超声心动图可以观察得到)来降低第一心音(和开瓣音)的强度。

在超声心动图应用之前,二尖瓣狭窄的舒张期隆隆声有时会和舒张中晚期主动脉瓣重度反流杂音(由 Austin Flint 描述)的隆隆声相混淆。重度主动脉瓣反流会导致功能性二尖瓣狭窄。舒张期主动脉瓣反流喷射出的血流会阻止二尖瓣充分打开(超声心动图能观察得到)。

参考文献

Fortuin NJ, Craige E. On the mechanism of the Austin Flint murmur. *Circulation.* 1972;45:558–570. *This is a two-component murmur with both middiastolic and pre-systolic timing.*

Segal JP, Harvey WP, Corrado MA. The Austin Flint murmur: its differentiation from the murmur of rheumatic mitral stenosis. *Circulation.* 1958;18:1025–1033.

Flachskampf FA, Weyman AE, Gillam L, et al. Aortic regurgitation shortens Doppler pressure half-time in mitral stenosis: clinical evidence, in vitro simulation and theoretic analysis. *J Am Coll Cardiol.* 1990;16:396–404. *Aortic regurgitation shortens directly-measured pressure half-time proportional to the regurgitant fraction – leading to mitral valve area overestimation. However, an increase in left ventricular compliance could offset this effect.*

Karp K, Teien D, Bjerle P, et al. Reassessment of valve area determinations in mitral stenosis by the pressure half-time method: impact of left ventricular stiffness and peak diastolic pressure difference. *J Am Coll Cardiol.* 1989;13:594–599. *Pressure half-time is shortened and valve area is overestimated if left ventricular stiffness is increased. This is often the case in patients with mitral stenosis associated with coronary heart disease, or with aortic stenosis.*

Fleming PR. The mechanism of the pulsus bisferiens. *Br Heart J.* 1957;19:519–524. *Patients with combined aortic stenosis and aortic regurgitation may have a pulse with two systolic upstrokes–the bisferiens pulse. Bedside examination technique:Raise the patient's wrist to shoulder level before palpating their radial pulse.*

Ikram H, Nixon PG, Fox JA. The haemodynamic implications of the bisferiens pulse. *Br Heart J.* 1964;26:452–459. *Extensive illustrations of the carotid pulse contour in aortic valve disease.*

Carlisle RP, Hecht HH, Lange RL. Observations on vascular sounds: the pistolshot sound and the Korotkoff sound. *Circulation.* 1956;13:873–883. *Includes an explanation for the "zero diastolic" cuff readings in some patients with aortic regurgitation.*

Lange RL, Hecht HH. Genesis of pistol-shot and Korotkoff sounds. *Circulation.* 1958;18:975–978. *A "water-hammer" requires a compression wave at a velocity that approaches the speed of sound in liquid.*

非二尖瓣狭窄

"心导管测得的肺毛细血管楔形压升高和有临床意义的左室舒张压降低，都不足以诊断二尖瓣狭窄。"

楔形压等同于左房平均压，用楔形压来确立二尖瓣跨瓣压差是不可靠的。楔形压需要考虑到所有的个体偏差，由于它们与舒张期二尖瓣血流多普勒图像同一时刻的一致性有关。

参考文献

Nishimura RA, Rihal CS, Tajik AJ, et al. Accurate measurement of the transmitral gradient in patients with mitral stenosis: a simultaneous catheterization and Doppler echocardiographic study. *J Am Coll Cardiol.* 1994;24:152–158. *The Doppler-derived gradient is more accurate than pulmonary capillary wedge pressure for determination of the mean mitral valve gradient.*

Bramwell C. Signs simulating those of mitral stenosis. *Br Heart J.* 1943;5:24–26. *Auscultatory findings in army recruits and athletes. Blood flow through the mitral valve changes with body position. Blood is flowing almost directly against gravity with the patient on their back. The blood flows horizontally through the valve with the patient in the left lateral decubitus position. The observations in this study are relevant to positioning of the patient during the echocardiographic examination.*

二尖瓣脱垂——血流动力学的重要性

在评估二尖瓣反流时，我们会发现下列超声心动图表现。每一种心动图表现都有临床意义。这些表现放在一起就能说明一个问题。

二尖瓣脱垂的 M 型超声表现是不容易出错的，但是不能体现血流动力学的重要性。二维经胸超声心动图，或者有必要的话，行经食管超声心动图可发现连枷样改变，通常意味着需要外科手术介入治疗。二尖瓣瓣环钙化、左房增大、心房纤颤都提示病变是慢性的。多普勒血流技术可评估瓣膜脱垂的严重性。

QR 3.22a　二尖瓣脱垂中收缩中晚期的二尖瓣反流。

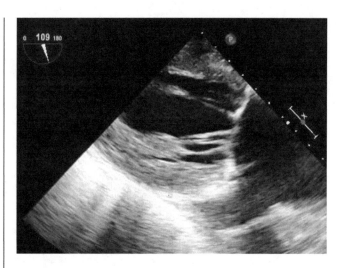

图 3.35　经食管超声心动图胃底部切面的二尖瓣图像。腱索中度增厚，无脱垂。注意：在这幅图中，下壁是在屏幕上面的。

QR 3.22b　二尖瓣脱垂中收缩中晚期的二尖瓣反流。

QR 3.23　二尖瓣反流的彩色血流必须与肺静脉流入的血流相鉴别。

参考文献　Devereux RB, Perloff JK, Reichek N, et al. Mitral valve prolapse. *Circulation*. 1976;54:3-14. *Excellent review. Postural changes affect the classic auscultatory signs* (*see Figure 6 in the article*).

冠状动脉疾病导致的二尖瓣脱垂

　　二尖瓣后叶脱垂可能由之前的下壁心肌梗死所导致。超声心动图显示的下壁运动异常可能很弱。在心电图的 Ⅱ、Ⅲ、aVF 导联上找到 Q 波对诊断更有帮助。超声图像上发现二尖瓣瓣环钙化和左房增大说明是慢性疾病。

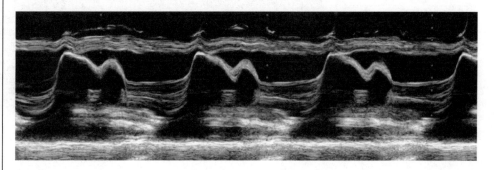

图 3.36　见图 3.37 图注。

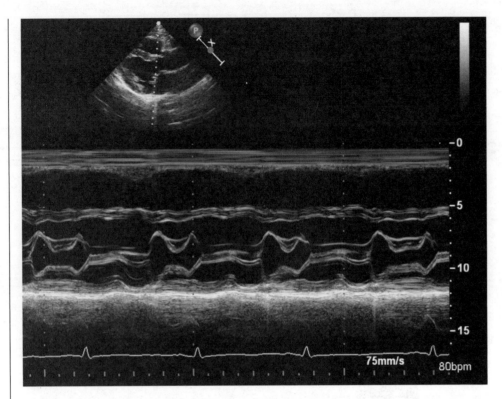

图 3.37　二尖瓣脱垂听诊可以听到收缩中期"咔嗒"音。在二尖瓣关闭时发出"Luh"的声音,在收缩中期二尖瓣弯曲时发出"Kit"的声音,在二尖瓣开放和主动脉瓣关闭时(S2)发出"Up"的声音。听上去像"Look it up"。

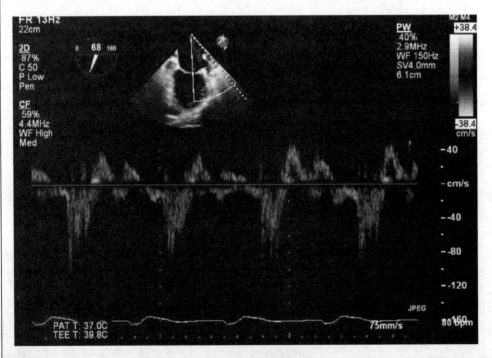

图 3.38　收缩晚期左侧肺静脉血流反转表明重度二尖瓣反流。

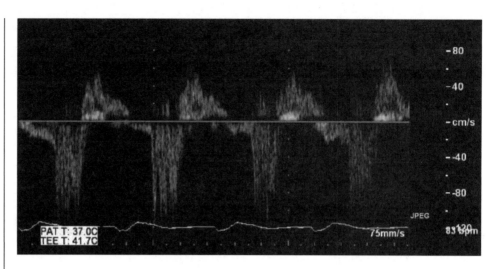

图 3.39 重度二尖瓣反流患者的肺静脉血流反转时间。

 QR 3.24a 二尖瓣后叶脱垂。

 QR 3.24b 二尖瓣后叶脱垂。

 QR 3.24c 二尖瓣后叶脱垂。

 QR 3.24d 二尖瓣后叶脱垂。

 QR 3.24e 二尖瓣后叶脱垂。

 QR 3.24f 二尖瓣后叶脱垂。

 QR 3.25a 高分辨率经食管超声心动图的二尖瓣脱垂图像。

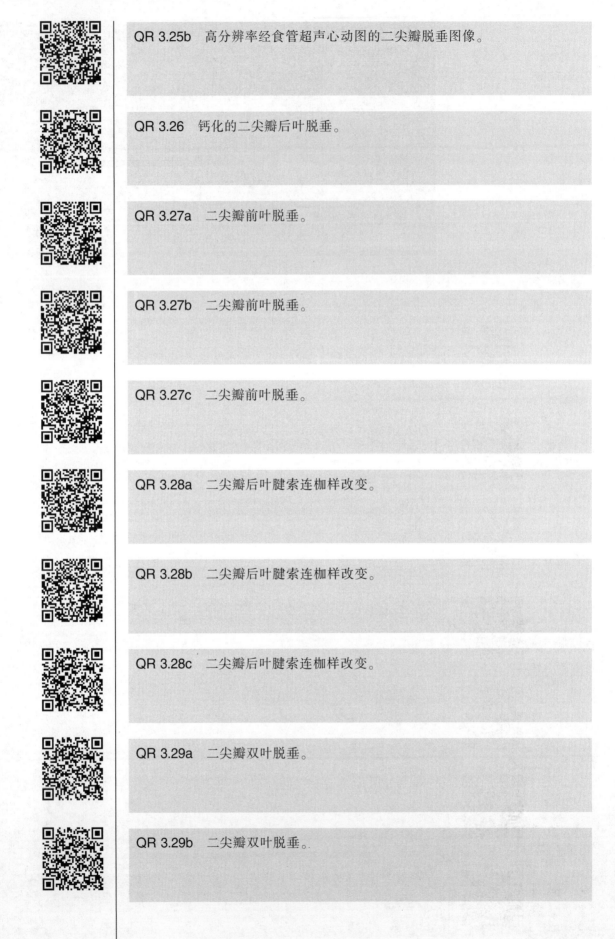

QR 3.25b   高分辨率经食管超声心动图的二尖瓣脱垂图像。

QR 3.26   钙化的二尖瓣后叶脱垂。

QR 3.27a   二尖瓣前叶脱垂。

QR 3.27b   二尖瓣前叶脱垂。

QR 3.27c   二尖瓣前叶脱垂。

QR 3.28a   二尖瓣后叶腱索连枷样改变。

QR 3.28b   二尖瓣后叶腱索连枷样改变。

QR 3.28c   二尖瓣后叶腱索连枷样改变。

QR 3.29a   二尖瓣双叶脱垂。

QR 3.29b   二尖瓣双叶脱垂。

QR 3.29c 二尖瓣双叶脱垂。

QR 3.30 二尖瓣瓣叶增厚和双叶脱垂。

QR 3.31a 二尖瓣后叶边缘脱垂。

QR 3.31b 二尖瓣后叶边缘脱垂。

参考文献

Voci P, Bilotta F, Caretta Q, et al. Papillary muscle perfusion pattern. A hypothesis for ischemic papillary muscle dysfunction. *Circulation.* 1995;91:1714–1718. *The posteromedial papillary muscle receives blood, in most cases, from a single supply from the posterior descending branch of a dominant right coronary artery. Rupture of the anterolateral papillary muscle is less common （25% of papillary muscle rupture cases）. The reason for this is a dual blood supply from the first obtuse marginal artery, originating from the left circumflex artery, and from the first diagonal branch, originating from the left anterior descending artery.*

Levine RA, Triulzi MO, Harrigan P, et al. The relationship of mitral annular shape to the diagnosis of mitral valve prolapse. *Circulation.* 1987;75:756–767.

Nishimura RA, MCGoon MD, Shub C, et al. Echocardiographically documented mitral valve prolapse: long-term follow-up of 237 patients. *N Engl J Med.* 1985;313:1305–1309. *Most patients with echocardiographic evidence of mitral valve prolapse have a benign course, but subsets at high risk for the development of progressive mitral regurgitation, sudden death, cerebral embolic events, or infective endocarditis can be identified by echocardiography.*

Avierinos JF, Gersh BJ, Melton LJ III, et al. Natural history of asymptomatic mitral valve prolapse in the community. *Circulation.* 2002;106:1355–1361.

二尖瓣瓣环钙化

下列哪种异常和二尖瓣瓣环钙化有关？

A. 心脏传导异常

B. 心房颤动

C. 主动脉动脉粥样硬化

D. 卒中

E. 以上所有甚至更多

二尖瓣瓣环钙化(MAC)在年纪大的人群中很常见，在患有晚期肾病的年轻人中也能发现。这类患者如果患有感染性心内膜炎，首先累及二尖瓣，出现 MAC

的症状。

　　典型的 MAC 累及参与构成左室壁的二尖瓣瓣环后叶部分。干酪样的改变极少见,在超声心动图上表现为钙化中间的无回声区。这种表现提示感染性心内膜炎有脓肿形成,并且要仔细检查二尖瓣是否有赘生物形成或者瓣叶穿孔。

　　钙化的程度和二尖瓣边缘阻塞的程度无关。当钙化造成过多的伪影时,平面几何法不适于测量二尖瓣口面积。当二尖瓣的运动在二维超声图像上不清楚时,需要彩色多普勒来诊断(确定可疑的瓣膜狭窄是否确实存在)。

　　相关发现的超声心动图表现中有以下误区:

- 压力减半时间会误导我们(但是等容舒张时间在瓣膜狭窄时不会延长)。
- MAC 会影响邻近心肌运动的速度。组织多普勒的测量结果也会误导我们。
- 左房可能会随着年龄、舒张期功能失调或者相关的二尖瓣反流而增大。

QR 3.32a　二尖瓣瓣环钙化。

QR 3.32b　二尖瓣瓣环钙化。

QR 3.32c　二尖瓣瓣环钙化。

QR 3.32d　二尖瓣瓣环钙化。

QR 3.33　二尖瓣脱垂和随之发生的二尖瓣瓣环钙化及可疑赘生物形成。注意:当超声心动图确诊为赘生物时,患者很可能行二尖瓣置换术,而非修复术。

QR 3.34　钙化的乳头肌。

QR 3.35　钙化的乳头肌。右心室中起搏器的导线。

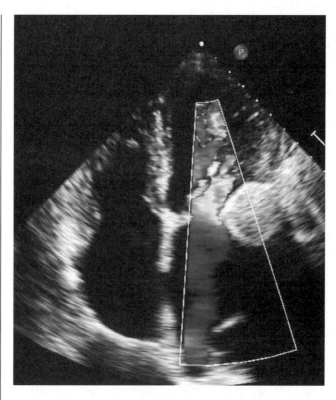

图 3.40　二尖瓣瓣环钙化。

参考文献

Pomerance A. Pathological and clinical study of calcification of the mitral valve ring. *J Clin Pathol.* 1970;23:354–361.

Carpentier AF, Pellerin M, Fuzellier JF, et al. Extensive calcification of the mitral valve annulus: pathology and surgical management. *J Thorac Cardiovasc Surg.* 1996;111:718–729; discussion 729–730. *Extensive, expert surgical paper. Complete annulus decalcification and valve repair can be done safely in patients with mitral valve regurgitation even when the calcification process deeply involves the myocardium.*

答案：E

二尖瓣反流——连续多普勒

下列连续多普勒测量二尖瓣反流中哪个测量值是对临床没什么帮助的？

A. 血流加速时间

B. 血流减速时间

C. 速度峰值

D. 与 QRS 波相关的起始时间

E. 包绕频谱的轮廓线

二尖瓣反流从 1m/s 至 3m/s 的加速时间可用来评估左室 dP/dt。它能即刻提供左室整体收缩功能突然变差或变好的信息。这是左室功能失调患者在超声心动图指导下安装最佳心脏起搏器需测量的指标之一。

血流减速时间受急性重度二尖瓣反流患者左房压力异常的迅速增加所影

响。它在患者有异常喷射状的偏心彩色血流信号时可充当"危险信号"的作用。当瓣叶关闭可见缝隙和(或)喷射出的彩色血流为偏心时,彩色多普勒血流会显著低估瓣膜反流的严重性。

　　二尖瓣反流的血流速度峰值一般情况下是 5m/s,并且不会随着左房压力的改变而产生对临床有帮助的改变,因此它会让我们感到惊讶。尽管可以套用公式,但用二尖瓣反流速度代入伯努利方程并不会对计算左房压力有所帮助。

　　有 QRS 波对应的起始时间可以确诊极少见的急性重度主动脉瓣反流导致的二尖瓣反流。在有二尖瓣脱垂的患者中,二尖瓣反流的起始时间延迟是很常见的。心尖肥厚型心肌病血流频谱可表现为一种"龙虾钳"样的轮廓。如果二尖瓣反流血流频谱有残缺的包络线,会容易使我们感到困惑。但"肥厚的钳"样频谱是出现在左心室腔里而不是左房里。

QR 3.36a　　左室心尖肥厚。

QR 3.36b　　左室心尖肥厚。

QR 3.36c　　左室心尖肥厚。

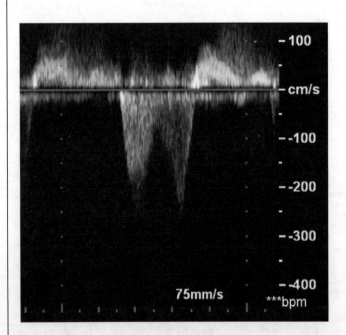

图 3.41　肥厚型心肌病收缩期连续多普勒血流频谱呈"龙虾钳"样表现。

QR 3.37 左室心尖肥厚患者铲子形的彩色多普勒血流。

参考文献

Bargiggia GS, Bertucci C, Recusani F, et al. A new method for estimating left ventricular dP/dt by continuous wave Doppler-echocardiography. Validation studies at cardiac catheterization. *Circulation.* 1989;80:1287–1292.

Chen C, Rodriguez L, Guerrero JL, et al. Noninvasive estimation of the instantaneous first derivative of left ventricular pressure using continuous-wave Doppler echocardiography. *Circulation.* 1991;83: 2101–2110.

答案:C(很诧异是吧,但它对临床的帮助确实不大)

二尖瓣反流和彩色多普勒血流汇聚的半径

"三个简单的比萨(PISA)。"

问题

下列三个彩色多普勒血流参数哪一个和另外两个无关?
A. PISA
B. 最小射流紧缩口直径
C. 反流血流面积

PISA

邻近的等速线可用于描绘反流瓣口的血流束面积大小。"目测法"可以通过观察 PISA 半径来判断二尖瓣反流是否为重度。目的是评估有效的反流瓣口面积,也称为 ERO。重度二尖瓣反流 ERO>0.38cm²。

下列三种半径测量方法的 PISA 和数学函数都在参考文献中进行了详尽的说明。为了让数学计算结果正确,二尖瓣反流速度需要在 5m/s 左右。

方法 1:ERO=r²/2(当量化的速度被设定为 40cm/s 时)。

方法 2:是快速"目测法",如果 PISA 半径为 1cm 或更大,则反流很严重(量化速度需要被设定为 30cm/s)。

方法 3:适用于任何的量化速度,如果 1.9×r²×量化速度=60 或更大,则反流很严重。

最小射流紧缩口直径

这是直接评价反流的一个指标:如果二维图像上测量的直径为 7cm 或更大,则反流很严重。最小射流紧缩口直径代表了实际反流瓣口的一部分。它是 PISA 和左房反流束间最窄的部分。最小射流紧缩口直径最初是通过和同一时刻的 PISA 对比来证实 PISA 的正确性。在超声图像上,它通常被用来验证 PISA 的测量结果。最小射流紧缩口直径的三维重建是很费力的,但是可以展示整个反流的瓣口,比以上三种方法都好。

QR 3.38a   PISA 半径。

QR 3.38b   PISA 半径。

QR 3.38c   PISA 半径。

QR 3.39   PISA 和最小射流紧缩口直径(深红色)。

QR 3.40   二尖瓣中心反流。

QR 3.41   直接朝向右肺静脉的偏心性二尖瓣反流束。

QR 3.42a   朝向右肺静脉的二尖瓣反流束。

QR 3.42b   朝向右肺静脉的二尖瓣反流束。

QR 3.43   正常的肺静脉血流不应该和二尖瓣反流相混淆。

 参考文献

Irvine T, Li XK, Sahn DJ, et al. Assessment of mitral regurgitation. *Heart.* 2002;88 (Suppl 4):iv11–iv19.

Hall SA, Brickner ME, Willett DL, et al. Assessment of mitral regurgitation severity by Doppler color flow mapping of the vena contracta. *Circulation.* 1997;95:636–642.

Enriquez-Sarano M, Seward JB, Bailey KR, et al. Effective regurgitant orifice area: a noninvasive Doppler development of an old hemodynamic concept. *J Am Coll Cardiol.* 1994;23:443–451.

Enriquez-Sarano M, Avierinos JF, Messika-Zeitoun D, et al. Quantitative determinants of the outcome of asymptomatic mitral regurgitation. *N Engl J Med.* 2005;352:875 –883. *Quantitative grading of mitral regurgitation is a powerful predictor of the clinical outcome of asymptomatic mitral regurgitation.*

Castello R, Pearson AC, Lenzen P, et al. Effect of mitral regurgitation on pulmonary venous velocities derived from transesophageal echocardiography color-guided pulsed Doppler imaging. *J Am Coll Cardiol.* 1991;17:1499 –1506. *The sensitivity of reversed systolic flow for severe mitral regurgitation was 90% (9 of 10), the specificity was 100% (65 of 65), the positive predictive value was 100% (9 of 9), the negative predictive value was 98% (65 of 66) and the predictive accuracy was 99% (74 of 75).*

答案:C

三尖瓣反流相关的格言警句

"彩色多普勒血流可以很可靠地探测到各种程度的三尖瓣反流。"

彩色血流束的大小是评估反流严重性的基石。其他测量方法包括:

- 多普勒特点如信号强度和信号持续时间。
- 连续多普勒频谱的轮廓线可显示收缩早期减速时间和收缩晚期中断。
- PISA 和最小射流紧缩口直径反映了反流容量大小。
- 要注意右心房和右心室增加的尺寸。

室间隔的形状有助于区分重度右心室容积超负荷和右心室压力超负荷。二维图像上可以观察到瓣叶关闭,可见缝隙。瓣叶增厚和挛缩通常出现在良性的三尖瓣疾病中。发现腱索断裂应考虑外伤的可能。

瓣叶的破坏通常出现在感染性心内膜炎中。起搏器的导线和导管通过三尖瓣会造成不同程度的反流。超声心动图诊断后的床旁检查对接下来的决策非常有用。

颈静脉的充盈会被心包的顺应性所影响。在吸气时三尖瓣反流杂音响度的增加是一个很经典的表现。在呼吸时三尖瓣反流的多普勒血流信号也会增强。

下列床旁技能用来对评估随呼吸运动而改变的杂音很有帮助:吸气可能会干扰三尖瓣反流杂音响度。在深呼气后憋住,由于在听诊器和心脏间空气变少,可使得左边的杂音更容易被听到。在深呼气后憋住,三尖瓣反流变得更难听到。

关于本节的一些实用性建议:

- 在重度三尖瓣关闭不全的情况下,听诊时可能会听不到伴随吸气相加重的特征性杂音。
- 颈静脉 V 峰并不总是可以看到,并且可能被扩张的颈静脉掩盖。
- 只有当三尖瓣重度关闭不全时,肝静脉的脉冲才容易探测到,并且肝静脉的脉冲很容易和主动脉或右心室传递过来的脉冲相混淆。
- 三尖瓣关闭不全的严重性会受运动、深呼吸、心功能所影响。

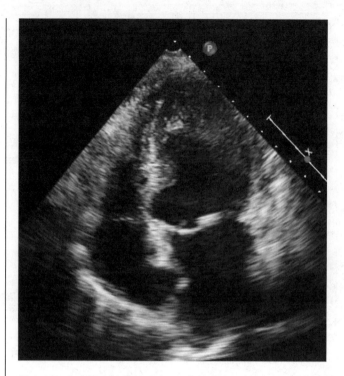

图 3.42 右房顺应性差的患者，三尖瓣反流开始时可以看到房间隔右向左移位。

QR 3.44 三尖瓣反流 v 波信号中断，表明收缩末期右房压增高。

QR 3.45a 重度三尖瓣反流和(或)重度肺动脉高压可以导致收缩期肝静脉的血流反转。

QR 3.45b 重度三尖瓣反流和(或)重度肺动脉高压可以导致收缩期肝静脉的血流反转。

QR 3.45c 重度三尖瓣反流和(或)重度肺动脉高压可以导致收缩期肝静脉的血流反转。

QR 3.45d 重度三尖瓣反流和(或)重度肺动脉高压可以导致收缩期肝静脉的血流反转。

QR 3.45e 重度三尖瓣反流和(或)重度肺动脉高压可以导致收缩期肝静脉的血流反转。

QR 3.45f 重度三尖瓣反流和(或)重度肺动脉高压可以导致收缩期肝静脉的血流反转。

QR 3.46 随呼吸时相不同肝静脉血流的改变(不受心室提前收缩的影响)。

QR 3.47 正向和反向的肝静脉血流。肺动脉高压和窦性心动过速。

QR 3.48a 重度三尖瓣反流。收缩期肝静脉彩色血流反转(红色)。彩色的 M 超血流束结合心电图可以测量反转的时间。

QR 3.48b 重度三尖瓣反流。收缩期肝静脉彩色血流反转。彩色的 M 型超声血流束结合心电图可以测量反转的时间。

QR 3.48c 重度三尖瓣反流。收缩期肝静脉彩色血流反转(红色)。彩色的 M 型超声血流束结合心电图可以测量反转的时间。

QR 3.48d 重度三尖瓣反流。收缩期肝静脉彩色血流反转(红色)。彩色的 M 型超声血流束结合心电图可以测量反转的时间。

QR 3.48e 重度三尖瓣反流。收缩期肝静脉彩色血流反转(红色)。彩色的 M 型超声血流束结合心电图可以测量反转的时间。

QR 3.48f 重度三尖瓣反流。收缩期肝静脉彩色血流反转(红色)。彩色的 M 型超声血流束结合心电图可以测量反转的时间。

QR 3.48g 重度三尖瓣反流。收缩期肝静脉彩色血流反转(红色)。彩色的 M 型超声血流束结合心电图可以测量反转的时间。

QR 3.48h 重度三尖瓣反流。收缩期肝静脉彩色血流反转(红色)。彩色的 M 型超声血流束结合心电图可以测量反转的时间。

QR 3.49a 从手臂上的静脉注射生理盐水造影可见肝静脉血流反转证明三尖瓣有重度反流。

QR 3.49b 从手臂上的静脉注射生理盐水造影可见肝静脉血流反转证明三尖瓣有重度反流。

QR 3.50 升高的右房压导致下腔静脉扩张。

QR 3.51a 右房压正常患者的下腔静脉正常塌陷。

QR 3.51b 右房压正常患者的下腔静脉正常塌陷。

QR 3.52 心房收缩后正常的短暂的肝静脉血流反转。

QR 3.53 目测练习。试着观察红色肝静脉血流反转和邻近三尖瓣瓣环运动的时间关系。这与检查颈静脉血液以寻找心房收缩波一样具有挑战性。你可以应用彩色的 M 型超声血流结合心电图来提高时相辨识能力。

QR 3.54 正常吸气时朝向心脏的肝静脉血流(蓝色血流)增加。

QR 3.55 慢性重度三尖瓣反流。起搏器的导线限制了三尖瓣叶的关闭。

QR 3.56　重度三尖瓣反流。

QR 3.57a　重度三尖瓣反流,三尖瓣可见关闭裂隙。

QR 3.57b　重度三尖瓣反流,三尖瓣可见关闭裂隙。

QR 3.57c　重度三尖瓣反流,三尖瓣可见关闭裂隙。

QR 3.58　食管中部切面三尖瓣反流。

QR 3.59　直接朝向下腔静脉瓣的三尖瓣反流。

参考文献

Nath J, Foster E, Heidenreich PA. Impact of tricuspid regurgitation on long-term survival. *J Am Coll Cardiol.* 2004;43:405–409. *Increasing severity is associated with worse survival in men (veteran hospital study) regardless of left ventricular ejection fraction, or pulmonary artery pressure. Severe tricuspid regurgitation is associated with a poor prognosis, independent of age, biventricular systolic function, right ventricular size, or dilation of the inferior vena cava.*

Sepulveda G, Lukas DS. The diagnosis of tricuspid insufficiency; clinical features in 60 cases with associated mitral valve disease. *Circulation.* 1955;11:552–563.

Morgan JR, Forker AD. Isolated tricuspid insufficiency. *Circulation.* 1971;43:559–564. *A useful test is the Valsalva maneuver; the murmur of tricuspid insufficiency will return in about 1 second on release of Valsalva, whereas left heart murmurs will usually not return for 3 seconds or longer.*

Brickner PW, Scudder WT, Weinrib M. Pulsating varicose veins in functional tricuspid insufficiency. Case report and venous pressure tracing. *Circulation.* 1962;25:126–129. *As the degree of cardiac compensation improves, the physical signs of tricuspid insufficiency disappear.*

Verel D, Sandler G, Mazurkie SJ. Tricuspid incompetence in cor pulmonale. *Br Heart J.* 1962;24:441–444. *In patients with emphysema, cor pulmonale, or rheumatic heart disease, the site of maximal intensity of the tricuspid insufficiency murmur is commonly over the free edge of the liver.*

Muller O, Shillingford J. Tricuspid incompetence. *Br Heart J.* 1954;16:195–207. *Detailed description of the murmur.*

Hultgren HN. Venous pistol shot sounds. *Am J Cardiol.* 1962;10:667–672.

Hansing CE, Rowe GG. Tricuspid insufficiency. A study of hemodynamics and pathogenesis. *Circulation. 1972;45:793–799. Duroziez described a xiphoid systolic murmur, enlarged right atrium, distended neck veins with systolic pulsation, hepatic enlargement and pulsation, and peripheral cyanosis.*

肺动脉瓣反流超声心动图表现

"能听到杂音,便意义重大。"

　　肺动脉瓣反流在超声心动图胸骨旁短轴切面上很容易被观测到, 表现为喷射出的一束明亮彩色血流信号。反流束在大部分成年患者中都能看到,这并不意味着肺动脉瓣膜有病理性的改变。这种血流图像通常会被报告为轻至中度的肺动脉瓣反流。

　　然而,由于没有金标准供我们参考,所以没有确定的指标来评估反流的严重性。可是正常的舒张期反流束听诊是听不到的。肺动脉瓣反流受呼吸影响。右心房的收缩会减慢肺动脉瓣的反流速度。

　　肺动脉瓣反流的早期峰值血流速度由舒张早期肺动脉与右心室间的压力阶差决定。肺动脉瓣反流的晚期峰值血流速度由舒张末期肺动脉与右心室间的压力阶差决定,并且可以用来评估右心室舒张末期压力。M 型超声图像可用来诊断肺动脉高压和肺动脉瓣狭窄。

QR 3.60a　肺动脉瓣轻度反流, 血流的起点附近可以看得到左冠状动脉主干。用彩色 M 型超声测量彩色血流的时间很有用。肺动脉瓣反流局限在舒张期。收缩期和舒张期都有血流流入冠状动脉。冠状动脉血流异常,很可能意味着左冠状动脉主干狭窄。在这个病例中,血流提示肺动脉瓣反流。我们向 Tom Jones 寻问轻度肺动脉瓣反流的患者彩色多普勒图像表现为大量小射流的情况多不多。他说很常见。

QR 3.60b　肺动脉瓣轻度反流,血流的起点附近可以看得到左冠状动脉主干。

QR 3.60c　肺动脉瓣轻度反流,血流的起点附近可以看得到左冠状动脉主干。

QR 3.61a　左冠状动脉主干的彩色血流。

QR 3.61b　左冠状动脉主干的彩色血流。

QR 3.61c　左冠状动脉主干的彩色血流。

参考文献

Simpson IA, De Belder MA, Kenny A, et al. How to quantitate valve regurgitation by echo Doppler techniques. British Society of Echocardiography. *Br Heart J.* 1995;73(5 Suppl 2):1–9.

Bruce CJ, Connolly HM. Right-sided valve disease deserves a little more respect. *Circulation.* 2009; 119:2726–2734.

Cohn KE, Hultgren HN. The Graham-Steell murmur re-evaluated. *N Engl J Med.* 1966;274:486–489.

Masuyama T, Kodama K, Kitabatake A, et al. Continuous-wave Doppler echocardiographic detection of pulmonary regurgitation and its application to noninvasive estimation of pulmonary artery pressure. *Circulation.* 1986;74:484–492.

人工瓣膜

问题

"散步的时候,心脏里发出歌声并不是那么美好的一件事。"

以下哪个不是人造生物瓣的特点?

A. 三个固定的强回声后伴声影

B. 连续多普勒图像上有水平的条纹(提示瓣膜毁损)

C. 经食管超声心动图观察人工二尖瓣可以看到平行的"彗星尾征"混响伪影

D. 悦耳的咕咕声"海鸥音"杂音(提示瓣膜毁损)

人工生物瓣的超声图像特点是三个支撑物的声像图表现。由生物瓣叶开关产生的震动会发出听诊(和多普勒检查)中可以闻及的"一种乐器发出的声音"。

床旁听诊挑战:二尖瓣机械瓣对主动脉瓣机械瓣

听诊可以听到机械瓣开放时产生的一个模糊的机械瓣音(紧随瓣膜关闭时的心音)。对读者来说,困难在于要弄清机械瓣音的时相。可通过与自身瓣膜关闭的声音时间差来确定,或追溯病史,确定这位患者是否安装了人工机械二尖瓣或人工机械主动脉瓣。

	第一心音	第二心音
听诊二尖瓣机械瓣:	咔嗒…………………………	扑通
听诊主动脉瓣机械瓣:	扑通…………………………	咔嗒

咔嗒=响亮的关闭咔嗒声

扑通=原来残留的瓣膜关闭的声音

模糊的咔嗒声=人工瓣开放射血的咔嗒声

………………=这些点代表收缩期(第一心音……第二心音)

超声心动图很容易辨别二尖瓣和主动脉瓣位置的人工瓣膜,但有时候在区分机械瓣与生物瓣时会有不足。在这些病例中,除了直接询问患者和上面讨论的用听诊器听诊外,还可以运用X线透视检查来使人工瓣膜成像。

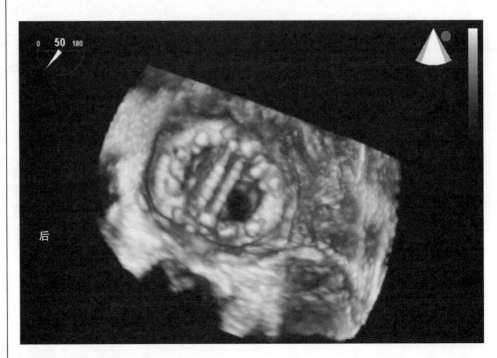

图 3.43　二尖瓣双叶人工瓣。

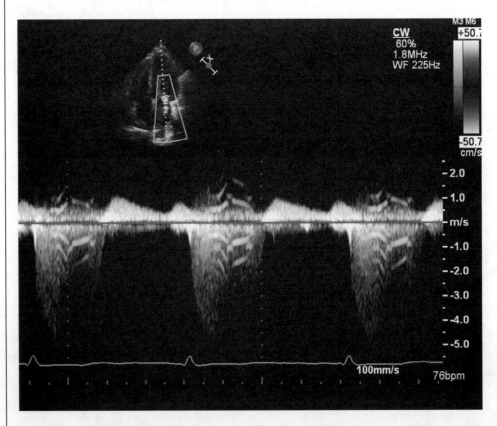

图 3.44　二尖瓣反流悦耳的频率表现为频谱多普勒上平行的条纹。

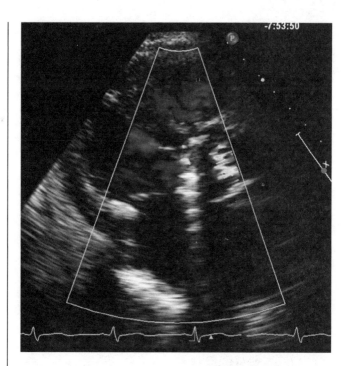

图 3.45　主动脉瓣机械瓣产生的混响伪影和声影。

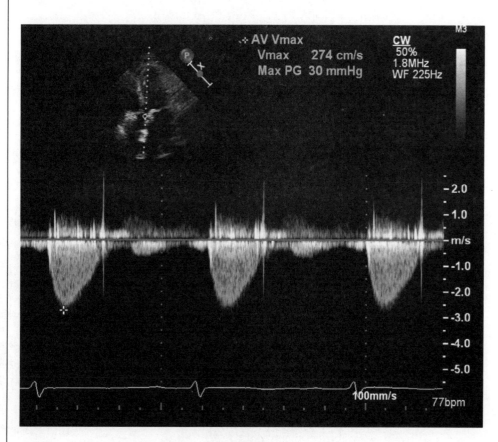

图 3.46　正常的主动脉瓣生物瓣频谱多普勒图像。

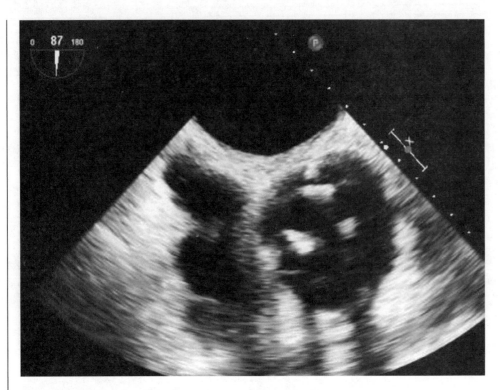

图 3.47 经食管超声心动图观察主动脉瓣生物瓣支架的声像图。

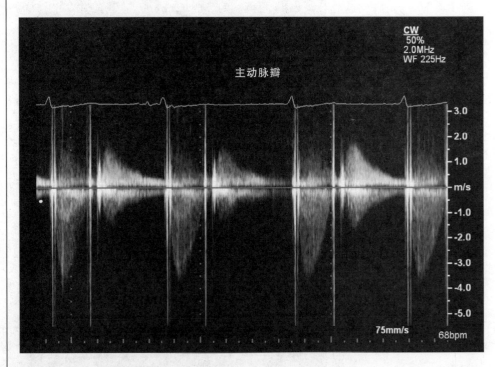

图 3.48 主动脉瓣机械瓣开放和关闭。

QR 3.62　主动脉瓣人工瓣裂开。

QR 3.63　异常的二尖瓣二叶机械瓣。左侧瓣叶的开放稍有延迟。

QR 3.64a　经食管超声心动图观察主动脉瓣生物瓣支架的声像图。

QR 3.64b　经食管超声心动图观察主动脉瓣生物瓣支架的声像图。

QR 3.65a　二尖瓣生物瓣。

QR 3.65b　二尖瓣生物瓣。

QR 3.66　二尖瓣瓣周反流,二尖瓣人工机械瓣。

QR 3.67a　人工二尖瓣环局部裂开。

QR 3.67b　人工二尖瓣环局部裂开。

QR 3.67c　人工二尖瓣环局部裂开。

QR 3.67d　人工二尖瓣环局部裂开。

QR 3.67e　人工二尖瓣环局部裂开。

QR 3.67f　人工二尖瓣环局部裂开。

QR 3.68a　三尖瓣人工生物瓣。

QR 3.68b　三尖瓣人工生物瓣。

QR 3.69　主动脉瓣机械瓣的混响伪影。

QR 3.70a　二尖瓣生物瓣和主动脉瓣生物瓣。

QR 3.70b　二尖瓣生物瓣和主动脉瓣生物瓣。

QR 3.71a　二尖瓣二叶机械瓣的 X 线透视检查后的图像。

QR 3.71b　二尖瓣二叶机械瓣的 X 线透视检查后的图像。

QR 3.72a　人工主动脉瓣的笼球瓣经 X 线透视检查后的图像。

QR 3.72b　人工主动脉瓣的笼球瓣经 X 线透视检查后的图像。

参考文献

Burstow DJ, Nishimura RA, Bailey KR, et al. Continuous wave Doppler echocardiographic measurement of prosthetic valve gradients. A simultaneous Doppler-catheter correlative study. *Circulation*. 1989;80:504–514.

Chafizadeh ER, Zoghbi WA. Doppler echocardiographic assessment of the St. Jude Medical prosthetic valve in the aortic position using the continuity equation. *Circulation*. 1991;83:213–223.

答案:C

患者–人工瓣膜不匹配

　　一位主动脉瓣置换术后患者的超声心动图显示人工瓣膜跨瓣压差最高为 64mmHg。以下术前检查的哪项发现有助于预测这个术后不良事件?

　　A. 年龄

　　B. 性别

　　C. 个人体重指数

　　D. 原来的瓣膜疾病的病因

　　体重指数小的患者主动脉也小,因此可能会被植入一个小直径的有显著高跨瓣压差的人工主动脉瓣。

参考文献

Mohty D, Malouf JF, Girard SE, et al. Impact of prosthesis-patient mismatch n long-term survival in patients with small St. Jude Medical mechanical prostheses in the aortic position. *Circulation*. 2006; 113:420–426.

Blais C, Dumesnil JG, Baillot R, et al. Impact of valve prosthesis-patient mismatch on short-term mortality after aortic valve replacement. *Circulation*. 2003;108:983–988.

Rahimtoola SH. The problem of valve prosthesis-patient mismatch. *Circulation*. 1978;58:20–24.

答案:C。

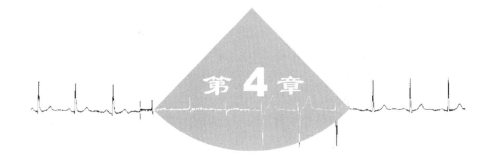

第 **4** 章

妊 娠

妊娠和超声心动图

问题　妊娠期可能因以下原因行超声心动图检查。以下哪种情况超声心动图最不可能为临床提供有益的帮助？

A. 新出现的杂音

B. 新的房性收缩期 4 级奔马律

C. 母亲有先天性心脏病

D. 新发高血压

E. 新发劳力性呼吸困难

F. 新发心律失常

超声心动图是妊娠期最安全且广为接受的心脏疾病检查项目。常常与体格检查及心电图相结合。对心脏功能的评估有助于判断继续妊娠的危险性。狭窄性疾病会增加妊娠的风险，而反流性疾病则相反。马方综合征和重度肺动脉高压则需要终止妊娠。在妊娠晚期，出现第三心音奔马律可能正常，但是第四心音则相反。

答案：很难回答。以下的章节将会讨论答案 A 和 E。

妊娠期血流杂音

应用超声心动图区分妊娠期常见的正常血流杂音和病理性杂音是十分明智的。

妊娠后期随访过程中，一系列的听诊（而不是超声心动图）仍然是可选的诊断工具。生理性杂音不同于病理性杂音。生理性杂音可随体位和呼吸变化，其位置通常固定，最可能在胸骨左上缘听到。响亮的收缩期杂音（和大多数舒张期杂音）很可能是病理性杂音而非生理性杂音。

建立鉴别杂音性质信心的最好方法是听诊大量病理性杂音。通常成人的二尖瓣反流和主动脉瓣狭窄为病理性杂音。二尖瓣反流的杂音为吹风样。主动脉瓣狭窄的杂音为刺耳样。重复听诊这些杂音可以掌握精细区分不同杂音的能力。

生理性杂音的特点就是悦耳,通过听诊大量病例可以很好地学习识别生理性杂音。如果有机会接诊大量妊娠期患者,应该每一次都进行听诊。

问题:怎样才能进入卡内基音乐厅呢?

答案:练习,练习,练习。

鼓舞士气的话:哪位读者如果对自己的听诊能力表示怀疑,以下的话可以给你极大的信心。人类的大脑具有精细区分不同患者杂音特点的能力。

以下这个例子可以证实,当我们接某人电话时(或许是一个长时间不联系的朋友),当他说一两个词后,我们马上就可以通过他的声音知道他是谁。同样,通过不断重复听诊,我们也能马上识别出某个杂音。你多久给具有高危因素的妊娠期患者进行一次听诊呢?

乳腺杂音

这是一个妊娠期的持续性杂音。

这个杂音是由于内乳动脉分支的扩张扭曲造成的。在妊娠晚期和整个哺乳期,该杂音出现在内乳动脉分支和肋间动脉分支的吻合处。当按压听诊器或者用手指压迫听诊器旁边的部位时,该杂音消失。

> QR 4.1　由于心排血量增加,妊娠晚期主动脉搏动明显。

参考文献

Jahjah L, Vandenbossche JL. Continuous heart murmur in a 26-year-old oman. *Eur J Echocardiogr.* 2009;10:442–443.

Tabatznik B, Randall TW, Hersch C. The mammary souffle of pregnancy and actation. *Circulation.* 1960;22:1069–1073.

Scott JT, Murphy EA. Mammary souffle of pregnancy: report of two cases simulating patent ductus arteriosus. *Circulation.* 1958;18:1038–1043.

妊娠期呼吸困难

问题

一位患者在妊娠 30 周时出现进行性呼吸困难。以下哪个超声心动图发现提示母亲在妊娠期出现心脏不良事件的危险性增加?正确答案可能不止一个。

A. 二尖瓣反流压力减半时间为 300ms

B. 三尖瓣反流峰值速度为 5m/s

C. 二叶主动脉瓣畸形伴收缩期峰值速度为 3m/s

D. 继发孔房间隔缺损

妊娠晚期出现进行性劳力性呼吸困难十分常见。

对于那些症状典型,但可能存在明确病变的患者,超声心动图可起到至关重要的作用。左心梗阻性病变,例如若体格检查时怀疑存在二尖瓣狭窄,应该马上进行超声心动图的评估。

　　严重的肺动脉高压是妊娠的禁忌证。妊娠期外周血管阻力下降可以很好地解释为什么房间隔缺损可以耐受,并且随着妊娠的进程左向右分流也不会加重。

　●**床旁小贴士**　　未明确诊断的继发孔房间隔缺损的血流杂音,可能在体格检查时被误认为是妊娠期的异常杂音。

参考文献

Penning S, Robinson KD, Major CA, et al. A comparison of echocardiography and pulmonary artery catheterization for evaluation of pulmonary artery pressures in pregnant patients with suspected pulmonary hypertension. *Am J Obstet Gynecol.* 2001;184:1568–1570. *Echocardiography overestimates pulmonary artery pressures compared with catheterization in pregnant patients. Patients with structural cardiac defects appear to have a significantly greater discrepancy in pulmonary artery pressures. One-third of pregnant patients with normal pulmonary artery pressures may be misclassified as having pulmonary artery hypertension. Plethora of the inferior vena cava on the echocardiogram is also unreliable due to the volume overload of pregnancy.*

Janda S, Shahidi N, Gin K, et al. Diagnostic accuracy of echocardiography for pulmonary hypertension: a systematic review and meta-analysis. *Heart.* 2011;97:612–622.

Thaman R, Varnava A, Hamid MS, et al. Pregnancy related complications in women with hypertrophic cardiomyopathy. *Heart.* 2003;89:752–756.

Shotan A, Ostrzega E, Mehra A, et al. Incidence of arrhythmias in normal pregnancy and relation to palpitations, dizziness, and syncope. *Am J Cardiol.* 1997;79:1061–1064. *This study confirms an increased incidence of arrhythmias during normal pregnancy. These arrhythmias consist mostly of APCs and VPCs. The number of simple and multifocal VPCs is higher in patients presenting with symptoms of palpitations, dizziness, or syncope. There is no correlation between the incidence of arrhythmias and symptoms. Only 10% of symptomatic episodes were accompanied by the presence of arrhythmias. On the other hand, other studies show that arrhythmias associated with structural heart disease on echocardiography are a cause for concern.*

Natale A, Davidson T, Geiger MJ, et al. Implantable cardioverter-defibrillators and pregnancy: a safe combination? *Circulation.* 1997;96:2808–2812. *The mere presence of an ICD should not defer a woman from becoming pregnant unless echocardiography reveals underlying structural cardiac disease that is considered a contraindication.*

Katz R, Karliner JS, Resnik R. Effects of a natural volume overload state (pregnancy) on left ventricular performance in normal human subjects. *Circulation.* 1978;58(3 Pt 1):434–441.

　　答案:A 和 B

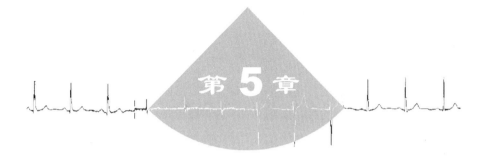

杂 音

静脉嗡鸣音

"无动脉导管的连续性杂音。"

问题

以下哪项叙述是错误的？

A. 静脉嗡鸣音是连续的且为良性杂音

B. 当头部转离检查者时,杂音强度增加

C. 平卧位时,杂音更响

D. 可以瞬间消失

通常,当闻及连续性杂音时,常考虑为动脉导管未闭(PDA)。在新生儿期后,PDA 比较少见。年轻患者,尤其是青春期患者,在进行体格检查时,常常能够闻及连续性杂音。该杂音一般为良性,称之为静脉嗡鸣音。一般无须进一步行超声心动图检查。

在患者坐位时,于患者颈部右侧能够闻及颈静脉嗡鸣杂音。当右心的顺应性良好时,头部血流回流入颈静脉,发生涡流,从而产生杂音。其本质是由于重力的作用而造成的。当患者采取卧位时,该杂音消失。

当患者向左侧转动头部时,由于右侧颈静脉内径减小,从而产生涡流,杂音强度增加。有时,该良性连续性杂音向胸部传导,从而容易引起误诊。临床实践当中,当闻及该杂音时,首先考虑 PDA。

这种疑似 PDA 的鉴别方法非常简单。检查手手指放于听诊器上面并压迫患者的颈部,从而阻断颈静脉血流,该杂音消失。这种颈静脉良性杂音一般不伴有 PDA 的明显动脉搏动。

另外一种情况就是,PDA 与颈静脉嗡鸣音在同一位患者中同时存在。如果患者在平卧位时仍能闻及连续性杂音,就应考虑进行超声心动图协助诊断。

答案:C

动脉导管未闭听诊要点

小的动脉水平分流产生的收缩期杂音，往往需要超声心动图协助诊断。

症状和体征的严重程度往往与主动脉至肺动脉水平分流的大小成比例关系。一般在出生后几周内可以闻及。收缩期杂音比连续性杂音更为多见。

典型的杂音在收缩期主动脉瓣关闭时最为响亮。杂音持续至舒张期，强度减弱，频率增加。收缩期呈"摇骰子"或"钟鸣音"，二尖瓣前向血流量增加，从而在心尖部产生舒张期隆隆样杂音。

如前所述，通过转动患者头部，可以鉴别动脉导管杂音与颈静脉嗡鸣音。当患者转动头部时，杂音消失。动脉导管杂音在胸骨左缘第二肋间最为响亮。颈静脉嗡鸣音在锁骨上窝或胸骨右缘最响亮。颈静脉嗡鸣音易随呼吸和体位变化。

产生连续性杂音的另一类病因就是主动脉窦瘤破裂、冠状动脉瘘、主肺动脉窗、肺动脉闭锁合并体肺侧支循环形成。新生儿发绀，且背部闻及杂音，应首先考虑法洛四联症的肺动脉狭窄。

QR 5.1a　动脉导管未闭。

QR 5.1b　动脉导管未闭。

QR 5.2　法洛四联症的主动脉骑跨。

QR 5.3　法洛四联症的矫治术。

QR 5.4a　右冠状动脉壁平行双轨征。

QR 5.4b　右冠状动脉壁平行双轨征。

QR 5.4c 右冠状动脉壁平行双轨征。法洛四联症患者在进行矫治手术之前，必须准确评价冠状动脉解剖情况。右室漏斗部手术时，容易损伤冠状动脉。

参考文献

Gatzoulis MA, Soukias N, Ho SY, et al. Echocardiographic and morphological correlations in tetralogy of Fallot. *Eur Heart J.* 1999;20: 221–231.

无杂音的动脉导管未闭

"静息的动脉导管。"

问题

40 岁男性患者，因收缩压增高、脉压增大，行常规超声心动图检查，结果提示肺动脉舒张期和收缩期逆流。仔细听诊检查未闻及杂音。可以考虑以下哪项干预措施：

A. 弹簧圈封堵未闭动脉导管

B. 高血压的标准化治疗

彩色多普勒是诊断 PDA 的标准。部分 PDA 患者听诊无杂音，但是彩色多普勒成像可探及动脉水平分流信号。超声心动图检查后，于左锁骨下区域仔细听诊可闻及柔和杂音。杂音可能是连续的，也可能只在收缩期可以听到。此杂音也可能呈间歇性。

QR 5.5 无杂音的动脉导管未闭。听诊未闻及动脉导管未闭及肺动脉瓣反流的杂音。

参考文献

Dammann JF Jr, Sell CG. Patent ductus arteriosus in the absence of a continuous murmur. *Circulation.* 1952;6:110–124.

Evans DW, Heath D. Disappearance of the continuous murmur in a case of patent ductus arteriosus. *Br Heart J.* 1961;23:469–472.

答案：B，如同去理发店可能是需要理发，去咨询心脏介入医生则可能是需要弹簧圈封堵。

胎儿动脉导管弓

在胎儿，主肺动脉通过导管与主动脉相连接。

动脉导管弓易与真性主动脉弓混淆。动脉导管弓不会发出无名动脉或右颈总动脉。左锁骨下动脉由主动脉发出，其位置很难与动脉导管弓鉴别。

Still 良性儿童期杂音

摘自 Still 原描述：

2~6 岁儿童多见。呈乐音，类似琴弦音。听诊位置多居于左侧乳头下方，胸骨左缘与左侧乳头垂直连线的中点。腋窝通常听不到杂音，听诊杂音强弱不等，部分患者杂音微弱，另一部分患者容易闻及。

其他学者建议：

- 中低调杂音。
- 收缩早、中期杂音，但未与第一心音分离。
- 每次检查杂音响度均有不同。
- 杂音响度随呼吸和体位而变化。
- 卧位抬高下肢时，杂音强度增加。当患者超声心动图检查结果为阴性时，可试验此方法。
- 心尖部可以闻及该杂音，但是心尖部不是最响亮部位。
- 杂音的性质可以描述为呻吟声、吱吱声、呱呱叫声和嗡嗡声。

参考文献

Gardiner HM, Joffe HS. Genesis of Still's murmurs: a controlled Doppler echocardiographic study. *Br Heart J.* 1991;66:217–220.

Guntheroth WG. Innocent murmurs: a suspect diagnosis in non-pregnant adults. *Am J Cardiol.* 2009; 104:735–737.

Shub C. Echocardiography or auscultation? How to evaluate systolic murmurs. *Can Fam Physician.* 2003;49:163–167.

Advani N, Menahem S, Wilkinson JL. The diagnosis of innocent murmurs in childhood. *Cardiol Young.* 2000;10:340–342.

Darazs B, Hesdorffer CS, Butterworth AM, et al. The possible etiology of the vibratory systolic murmur. *Clin Cardiol.* 1987;10:341–346.

Wessel A, Beyer C, Pulss W, et al. False chordae tendineae in the left ventricle. Echo and phonocardiographic findings. [Article in German] *Z Kardiol.* 1985;74:303–307.

Nothroff J, Suemenicht SG, Wessel A. Can fibrotic bands in the aortic arch cause innocent murmurs in childhood? *Cardiol Young.* 2001;11:643–646.

心肺杂音

"该良性杂音，超声心动图检查无阳性发现。"

问题

心肺杂音或心脏呼吸音的另一个命名是什么？

A. 心肺杂音

B. 心外性

C. 肺泡收缩音

D. 以上均是

描述

此杂音非常表浅。

对此杂音本质的描述各有特点。曾有学者描述为"奇特"、长声尖叫、高调音、吹风样、嗖嗖声、类似喝热汤发出的声音或类似蒸汽火车发出的喷气声。在年轻患者多见,随着年龄增长而逐渐消失。如其命名,一般在心肺交界区可闻及。该杂音短促,可突发突止。在不同呼吸相可能消失。

该杂音不一定与心动周期的某个时相一致。一般为局限性杂音,每个患者杂音最强的部位也因人而异。最常见于心尖部,也可于胸骨左缘或右缘闻及,抑或位于背部肩胛下区。通常,该杂音很少向背部或腋窝传导。

● **实践小贴士** 在常规心脏听诊时多闻及该类杂音。当把听诊器初置于患者胸壁,往往容易忽略该杂音。经过几个呼吸周期后,该呼吸音逐渐清晰,并被医生所发现。

答案:D。

收缩期喷射性杂音

问题

以下参数,除哪项外,连续多普勒可以用于协助鉴别收缩期喷射性杂音:

A. 收缩达峰时间

B. 等容时相的先后关系

C. 射血时间

D. 涡流和层流

主动脉瓣多普勒频谱所示收缩峰值与听诊闻及的主动脉收缩早期或晚期杂音相一致。收缩期喷射性杂音在第二心音前结束。该技巧可以帮助医生明确杂音结束时相是否在第二心音之前(界定为喷射性杂音)。

该方法只适用于当杂音响亮,且响度强于第二心音时。具体如下:如果第二心音比之前的喷射性杂音弱,那么提示该杂音在第二心音前停止。听诊印象可以通过多普勒频谱加以证实:

● 脉冲波多普勒频谱轮廓增宽提示存在涡流。

● 彩色多普勒的紊乱图谱提示存在涡流。

答案:D

彩色多普勒血流成像

问题

一位年轻透析患者,因卧位时于胸骨左上缘闻及 2/6 级收缩期杂音,而于坐位时听不到杂音,因此进行超声心动图检查。以下哪项叙述是错误的?

A. 彩色多普勒血流成像可以帮助鉴别杂音产生的原因

B. 彩色多普勒血流成像类似血管造影成像

C. 彩色多普勒血流成像是对实时平均速度的空间显示

D. 彩色多普勒马赛克提示存在涡流

彩色多普勒血流成像可以评价瓣膜反流情况,是对平均血流速度的瞬时空间显像,因此不同于血管造影成像。反流性杂音常由彩色多普勒血流成像发现,而非由听诊发现。彩色多普勒血流成像阳性发现并不总与杂音有关，但是彩色多普勒血流成像与听诊之间却密切相关。

由于静脉回流增加，良性血流杂音一般多在患者平卧位时闻及。在右侧心腔，正常前向血流不会引起杂音。涡流血流在彩色多普勒血流成像表现为五彩缤纷，频谱多普勒轮廓增宽。

● **实践举例**　　主动脉瓣硬化会引起收缩期喷射性杂音强度的增加，但是无论脉冲还是连续多普勒均无明显跨瓣压差。

彩色多普勒血流成像可以用来评价主动脉瓣狭窄的严重性。通过多角度调整使连续多普勒声束与狭窄射流束平行。右侧胸骨旁切面和胸骨上窝切面，彩色血流成像有助于判断主动脉内涡流，从而判断流速最快的位置。

● **床旁超声检查的技巧**　　先触诊震颤，判断主动脉瓣狭窄杂音的位置，再直接将探头放置在该部位。

参考文献

Yoshida K, Yoshikawa J, Shakudo M, et al. Color Doppler evaluation of valvular regurgitation in normal subjects. *Circulation.* 1988;78:840–847.

答案：B 是错误的，C 是正确的。

Nicoladoni–Braham 征

动静脉瘘的肾病患者，由于静脉回流增加，右房内的彩色多普勒信号明显增强。在进行超声心动图检查时，可以通过较大血压袖带压住瘘口，从而改变这种现象。

在动静脉瘘封堵时，彩色血流信号消失。心率也会随之反射性地降低（假设认为是交感神经张力下降）。

参考文献

Velez-Roa S, Neubauer J, Wissing M, et al. Acute arteriovenous fistula occlusion decreases sympathetic activity and improves baroreflex control in kidney transplanted patients. *Nephrol Dial Transplant.* 2004;19:1606–1612.

Burchell HB. Observations on bradycardia produced by occlusion of an artery proximal to an arteriovenous fistula (Nicoladoni-Branham sign). *Med Clin North Am.* 1958;42:1029–1035.

背部闻及的杂音

问题

超声心动图检查时，以下哪项阳性表现提示背部可闻及杂音？
    A. 二尖瓣脱垂
    B. 肥厚型心肌病
    C. 主动脉瓣二叶化畸形
    D. 肺动脉瓣狭窄

E. 以上全部

二尖瓣前叶脱垂引起的反流,其方向与病变瓣膜方向相反。由于反流束方向朝后,因此在肩胛间区可闻及杂音。肥厚型心肌病患者,二尖瓣收缩期前向运动也可以直接引起二尖瓣反流,反流束方向朝向左房后壁。

主动脉瓣二叶化畸形常伴主动脉缩窄。主动脉缩窄的杂音一般在背部可以闻及。肺动脉瓣狭窄的射流一般朝向左肺动脉分支。杂音在胸部广泛传导,并传向背部。

QR 5.6　二尖瓣反流射流束朝向后方。

答案:E

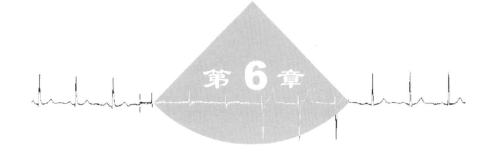

第6章

心内膜炎

心内膜炎

"超声心动图不是显微镜。"

问题　对疑诊心内膜炎的患者行超声心动图检查时,赘生物的哪一种超声形态学最不重要?

A. 外观

B. 活动度

C. 位置

D. 多变性

E. 大小

超声心动图观察心内膜赘生物不能等同于显微镜下看病理,它需要综合各种超声心动图特征表现,进行判断。

赘生物的超声形态学表现:

●外观形态毛糙:赘生物的形态不规则,M型超声中表现为斑纹状。

●赘生物的回声强度几乎等同于邻近的高密度瓣膜组织。异常的反射性钙化赘生物已经存在一段时间了。

●赘生物的运动为高频率的颤动,类似于湖面闪动的波光。

赘生物的位置

赘生物可以附着在瓣膜上、瓣膜下结构上、心内膜表面,或附于心脏植入物上,如果存在二尖瓣或三尖瓣的反流,也可以附着于反流束通道压力较小的心房面。

发烧伴有新出现的心脏杂音时, 及时的超声心动图检查与其他临床急诊处理同等重要。

新出现的杂音,可以为:

1.新出现的无法解释的瓣膜反流(排除原有瓣膜病出现新进展、瓣膜功能失调、急性外伤等情况)。

2.新近出现的人工瓣环损害,可能是心内膜炎的首发征象。瓣周漏大于15%

时,可能出现成形环的抖动,但小于 40%时,抖动也许不显著。所以,彩色多普勒血流成像显示的异常反流信号敏感性更高。

赘生物的大小不是手术与否的决定条件,赘生物短期内增大,发生栓子的危险将增加。小赘生物也许是较大赘生物脱落后的残余部分,只是此时的栓子没有引起症状。三尖瓣上的赘生物通常比较大,直径>2cm 的三尖瓣赘生物预后很差。

仅仅依靠微小的赘生物很难做出心内膜感染性脓肿的诊断。出现脓肿时,超声心动图检查中可能出现以下情况:

1. 瓣膜异常增厚或瓣膜表面回声异常增强。
2. 主动脉管壁异常增厚超过 1cm(排除主动脉手术后变化)。
3. 单个或多个出现于心肌内的透声区。
4. 侵袭其他瓣膜,或者直接漏入心包腔。
5. 彩色多普勒检查发现异常分流信号。

定义

脓肿侵入主动脉管壁,可以形成假性动脉瘤。主动脉瓣感染性病变,可以通过高速反流束把病菌种植于二尖瓣,引起二尖瓣脓肿。

鉴别诊断

二尖瓣和三尖瓣的腱索断裂、主动脉瓣撕脱看起来像是赘生物。主动脉瓣人工瓣环植入术后,手术部位血栓或增生内皮样组织,可能会向主动脉管腔延伸,形似赘生物,但此类变化不会侵犯其他瓣环。右心房内赘生物的诊断,需要排除起搏器导丝与心腔内纤维束铰连或导丝与瓣膜相互影响,后者常伴有导线移位。系统性红斑狼疮可以引起心内膜无菌性赘生物, 抗磷脂抗体综合征常合并瓣膜无菌性赘生物。

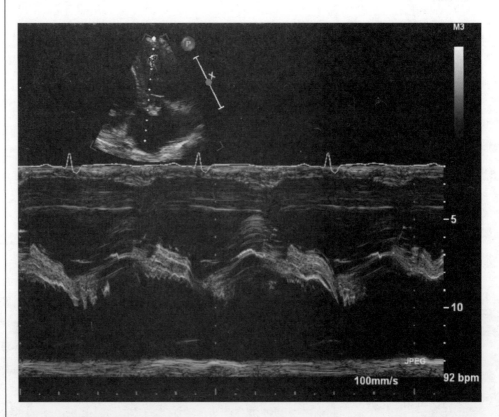

图 6.1　毛糙的三尖瓣赘生物。

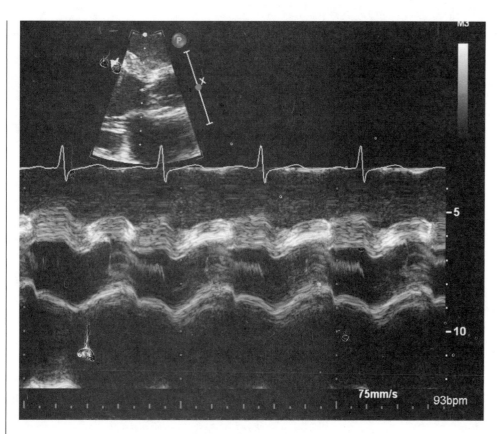

图 6.2　毛糙的左室流出道侧主动脉瓣赘生物。

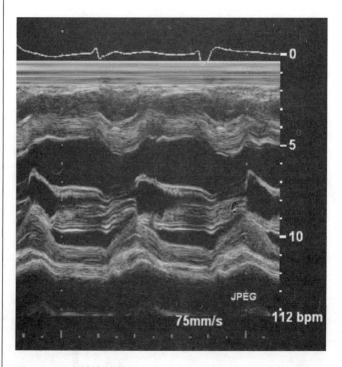

图 6.3　二尖瓣膜细菌性炎症——M 型超声呈毛糙斑纹状。

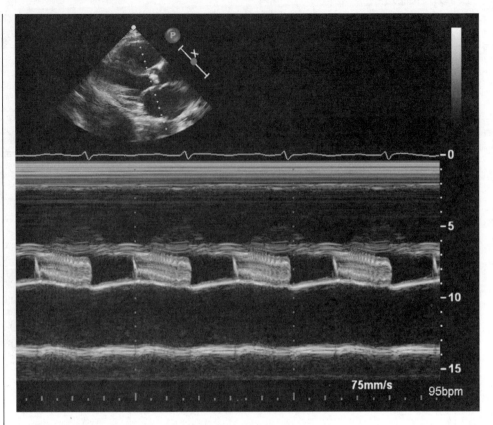

图 6.4　主动脉瓣细菌性炎症——M 型超声表现为毛糙斑纹状。

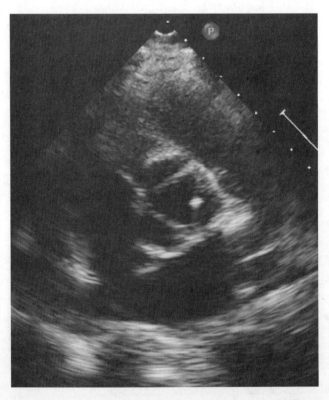

图 6.5　正常主动脉瓣叶交界处的界嵴钙化可能被误认为是赘生物。

QR 6.1　二尖瓣人工瓣环部分裂开。

QR 6.2　心内膜炎合并二尖瓣后叶穿孔。

QR 6.3　二尖瓣左房面和左室面均可见钙化的赘生物。以后如果有人提到"位置固定法则"为瓣膜血流下游、压力较低一侧，可以给他看看这些图了。

QR 6.4a　人工二尖瓣瓣周反流。

QR 6.4b　人工二尖瓣瓣周反流。

QR 6.5a　三尖瓣右房侧的赘生物。

QR 6.5b　三尖瓣右房侧的赘生物。

QR 6.5c　三尖瓣右房侧的赘生物。

QR 6.5d　三尖瓣右房侧的赘生物。

QR 6.6　右房起搏器导丝上的赘生物，位于导丝经上腔静脉入右房口处。

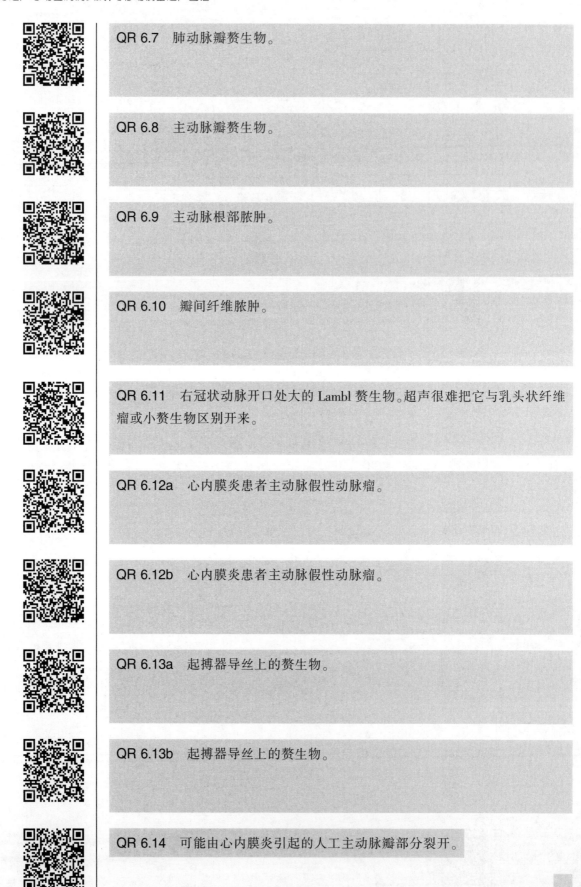

QR 6.7　肺动脉瓣赘生物。

QR 6.8　主动脉瓣赘生物。

QR 6.9　主动脉根部脓肿。

QR 6.10　瓣间纤维脓肿。

QR 6.11　右冠状动脉开口处大的 Lambl 赘生物。超声很难把它与乳头状纤维瘤或小赘生物区别开来。

QR 6.12a　心内膜炎患者主动脉假性动脉瘤。

QR 6.12b　心内膜炎患者主动脉假性动脉瘤。

QR 6.13a　起搏器导丝上的赘生物。

QR 6.13b　起搏器导丝上的赘生物。

QR 6.14　可能由心内膜炎引起的人工主动脉瓣部分裂开。

QR 6.15　正常的下腔静脉瓣。

QR 6.16a　不要将右心房的 Chiari 网与赘生物混淆。

QR 6.16b　不要将右心房的 Chiari 网与赘生物混淆。

QR 6.16c　不要将右心房的 Chiari 网与赘生物混淆。

QR 6.16d　不要将右心房的 Chiari 网与赘生物混淆。

QR 6.16e　不要将右心房的 Chiari 网与赘生物混淆。

QR 6.16f　不要将右心房的 Chiari 网与赘生物混淆。

QR 6.16g　不要将右心房的 Chiari 网与赘生物混淆。

QR 6.16h　不要将右心房的 Chiari 网与赘生物混淆。

QR 6.16i　不要将右心房的 Chiari 网与赘生物混淆。

QR 6.17 不要将收缩期前向运动的二尖瓣腱索与赘生物混淆。

参考文献

Li JS, Sexton DJ, Mick N, et al. Proposed modifications to the Duke criteria for the diagnosis of infective endocarditis. *Clin Infect Dis.* 2000;30:633–638.

Karalis DG, Bansal RC, Hauck AJ, et al. Transesophageal echocardiographic recognition of subaortic complications in aortic valve endocarditis. Clinical and surgical implications. *Circulation.* 1992;86:353–362. *Figure 1 illustrates the intervalvular fibrosa, and Figure 2 illustrates the complications.*

Rerkpattanapipat P, Wongpraparut N, Jacobs LE, et al. Cardiac manifestations of acquired immunodeficiency syndrome. *Arch Intern Med.* 2000;160:602–608.

Farrior JB, Silverman ME. A consideration of the differences between a Janeway's lesion and an Osler's node in infectious endocarditis. *Chest.* 1976;70:239–243. *The original comments by William Osler and Edward Janeway are presented, and the literature following their descriptions is reviewed. The diagnostic difference between the two is the tenderness that is associated with an Osler node but not with a Janeway lesion.*

Al-Refai MA, Oueida FM, Lui RC, et al. Impressive echocardiographic images of a rare pathology: Aneurysm of the mitral valve-Report of two cases and review of the literature. *J Saudi Heart Assoc.* 2013;25:47–51.

Zuily S, Regnault V, Selton-Suty C, et al. Increased risk for heart valve disease associated with antiphospholipid antibodies in patients with systemic lupus erythematosus: meta-analysis of echocardiographic studies. *Circulation.* 2011;124:215–224.

Alreja G, Lotfi A. Eustachian valve endocarditis: rare case reports and review of literature. *J Cardiovasc Dis Res.* 2011;2:181–185.

Fazlinezhad A, Fatehi H, Tabaee S, et al. Pseudoaneurysm of mitro-aortic intervalvular fibrosa during the course of mitral valve endocarditis with aortoleft ventricle outflow tract fistula. *J Saudi Heart Assoc.* 2012;24:201–204.

答案:很可能是 E,技术层面上是 D

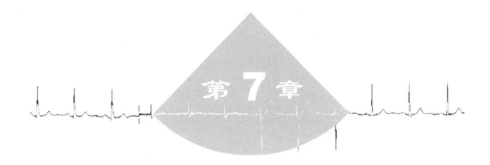

第7章

高血压及外科术前评估

顽固型高血压

下列哪一位顽固型高血压患者能够从超声心动图评价中获益最大？

A. 一位患高血压的老年女性，应用"强化方案"降压治疗

B. 一位衬衣号码为 18 号的高血压患者

C. 白雪公主的朋友 Sneezy

D. 一位不能摸到桡动脉波动的老年吸烟者

E. Papa John（喜欢与小凯撒玩多米诺骨牌）

给体重指数(BMI)小的患者应用大剂量强化降压药物是不合适的。BMI 大的患者有可能存在睡眠呼吸暂停并且需要进行睡眠监测检查。过量应用伪麻黄碱是药物导致高血压的典型例子。

假性高血压需要动脉置管来测量真正的血压。存在广泛动脉硬化的患者也许更容易获得超声冠状动脉图像。容量超负荷所致的高血压，是由于食用过多的食盐和(或)利尿治疗不足致血容量增加所引起。超声心动图发现每搏输出量增加可用于辅助诊断。右心压力升高的患者，在患者病情发展到临床出现周围水肿或颈静脉扩张之前，便可以通过超声心动图检测。

左房增大、舒张功能障碍以及左室肥厚等非特异性超声指标，是高血压治疗不足导致靶器官损害的标志。

QR 7.1a 左室肥厚。

QR 7.1b 左室肥厚。

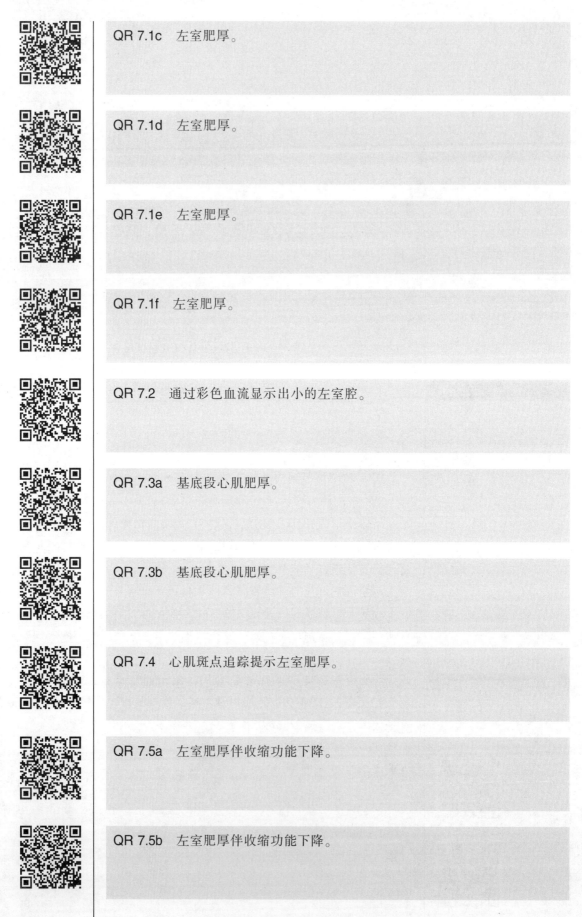

QR 7.1c　左室肥厚。

QR 7.1d　左室肥厚。

QR 7.1e　左室肥厚。

QR 7.1f　左室肥厚。

QR 7.2　通过彩色血流显示出小的左室腔。

QR 7.3a　基底段心肌肥厚。

QR 7.3b　基底段心肌肥厚。

QR 7.4　心肌斑点追踪提示左室肥厚。

QR 7.5a　左室肥厚伴收缩功能下降。

QR 7.5b　左室肥厚伴收缩功能下降。

QR 7.5c　左室肥厚伴收缩功能下降。

QR 7.6　经食管超声胃底切面显示左室肥厚心肌基底段的边缘或脊。

QR 7.7a　冠状动脉"铁路征"影像。

QR 7.7b　冠状动脉"铁路征"影像。

参考文献

Calhoun DA, Jones D, Textor S, et al. Resistant hypertension: diagnosis, evaluation, and treatment. A scientific statement from the American Heart Association Professional Education Committee of the Council for High Blood Pressure Research. *Hypertension.* 2008;51:1403–1419.

Faselis C, Doumas M, Papademetriou V. Common secondary causes of resistant hypertension and rationale for treatment. *Int J Hypertens.* 2011;2011, Article ID 236239. http://www.ncbi.nlm.nih.gov/pmc/articles/PMC3057025/pdf/IJHT2011–236239. pdf. Accessed October 15, 2013.

Beilin L, Mounsey P. The left ventricular impulse in hypertensive heart disease. *Br Heart J.* 1962; 24:409–421. *The physical findings in this article correlate with pulsed wave Doppler findings in the left ventricular outflow.*

答案:E(他吃了太多比萨,里面盐分很多)

高血压患者的多巴酚丁胺负荷超声心动图

问题　　一位患有终末期肾病的患者通过多巴酚丁胺负荷超声来进行外科术前评估。下面哪一项会影响多巴酚丁胺负荷超声中对室壁运动情况的解读?

A. 严重的收缩期高血压

B. 左室腔闭塞

C. 双相反应

D. 以上全部

多巴酚丁胺负荷超声是终末期肾病患者外科术前评估最常用的方法。不能控制的高血压会影响结果解读。在峰值负荷时左室腔闭塞会导致血压过低,并且这种血压过低出现在没有心肌缺血的情况下。

答案:A 和 B

超声心动图在术前瓣膜反流评估中的应用

哪位心脏病患者在非心脏手术中麻醉并发症风险最低?

A. 严重的主动脉瓣狭窄,或二尖瓣狭窄,或肺动脉瓣狭窄

B. 肺动脉高压

C. 不稳定型心绞痛,或心功能衰竭,或室性心动过速

D. 严重的二尖瓣反流或主动脉瓣反流

严重的瓣膜狭窄、肺动脉高压、不稳定型心绞痛、心力衰竭以及恶性心律失常增加围术期风险。许多麻醉方案会减低后负荷,所以在麻醉过程中二尖瓣和主动脉瓣反流会呈现血流动力学上的增加。

当涉及后负荷时,主动脉瓣反流和二尖瓣反流是有区别的:这两种病变的严重性均受前负荷影响,但后负荷对主动脉瓣反流的影响更显著。对此最好的理解方法是思考一下舒张期发生了什么。

二尖瓣反流和主动脉瓣反流都会影响舒张期充盈。

● 二尖瓣反流时,舒张期充盈受影响是由于扩张及过度充盈的左房增加了左室充盈量。

● 主动脉瓣反流时,舒张期充盈受影响是由于主动脉持续充盈左室。

● 主动脉瓣反流时,在舒张期,反流的严重程度可以决定左室充盈程度。

在收缩期,主动脉瓣反流患者的左室不得不向主动脉射入过多的血量,主动脉本没有代偿功能来容纳这部分多余血量。正相反,二尖瓣反流的患者左室在射血入主动脉的同时"射血"入低阻力的左房(主动脉血流没有显著增加)。

超声心动图表现

严重的左室扩张是主动脉瓣反流最具有血流动力学意义的标志。与二尖瓣反流不同,逐渐加重的左室扩张不会招致更多的主动脉瓣反流。如果左室进行性扩张,那么存在的主动脉瓣反流可能是主要原因。

成像缺陷

在后负荷改变时,二尖瓣反流入左房的彩色血流图像显示会发生显著变化,这是由于二尖瓣反流反映左室的收缩压力。在狭窄的主动脉瓣置换术后,二尖瓣反流的彩色血流面积也会显著减少。

答案:D

腹主动脉瘤——术前评估

多巴酚丁胺负荷超声是最常用的术前评估方法。腹主动脉瘤外科手术风险较大,可以在术前通过多巴酚丁胺负荷超声进行心脏评估。一个常见的问题是存在显著的腹主动脉扩张的患者进行多巴酚丁胺负荷超声心动图是否安全。

Pellikka PA, Roger VL, Oh JK, et al. Safety of performing dobutamine stress echocardiography in patients with abdominal aortic aneurysm > or = 4 cm in diameter. *Am J Cardiol.* 1996;77:413–416. *Ninety-eight patients with abdominal aortic aneurysms > or = 4 cm in diameter were identified. Records were reviewed to determine whether there was any evidence of aneurysm rupture or adverse vascular events as a result of the stress test. There was no case of aneurysm rupture or hemodynamic instability precipitated by dobutamine stress echocardiography. In addition, dobutamine stress echocardiography that was negative for ischemia identified patients at very low risk of perioperative cardiac events.*

Motreff P, Pierre-Justin E, Dauphin C, et al. Evaluation of cardiac risk before vascular surgery by dobutamine stress echocardiography. [Article in French] *Arch Mal Coeur Vaiss.* 1997;90:1209–1214. *Eighty-five patients with an aortic abdominal aneurysm or obstructive arterial disease underwent dobutamine stress echocardiography followed by coronary angiography. The only 2 non-fatal cardiac complications of peripheral surgery (3%) occurred after a positive dobutamine stress echo. This study confirms both the necessity of preoperative assessment of coronary risk and the efficacy of dobutamine stress echocardiography in this indication. Dobutamine stress echocardiography is a reliable alternative to isotopic methods. Its good predictive value justifies using coronary angiography only for patients with a positive result.*

Brooks MJ, Mayet J, Glenville B, et al. Cardiac investigation and intervention prior to thoraco-abdominal aneurysm repair: coronary angiography in 35 patients. *Eur J Vasc Endovasc Surg.* 2001;21:437–444. *There was a 40% prevalence of coronary artery disease, comparable to that of other patients undergoing arterial surgery. Non-invasive testing proved beneficial, both in screening low-risk patients and planning intervention in patients at higher risk.*

Poldermans D, Arnese M, Fioretti PM, et al. Sustained prognostic value of dobutamine stress echocardiography for late cardiac events after major noncardiac vascular surgery. *Circulation.* 1997;95:53–58.

第8章

心肌病

Brockenbrough 现象

问题　一位梗阻性肥厚型心肌病患者,期前收缩后左室内及主动脉内压力变化的典型表现,下列哪句表述是正确的:

发生室性期前收缩后,紧接着下一个心动周期将导致:

A. 左室内收缩压升高

B. 左室与主动脉之间的压力梯度增加

C. 主动脉内收缩压减小

D. 主动脉内脉压减小

E. 以上均正确

体格检查的颈动脉触诊表现:

颈动脉触诊可以提供收缩压下降的证据。室性期前收缩后,紧接着下一个心动周期的搏动幅度将减低。而在正常情况下,搏动幅度是增强的。

超声心动图表现:

超声心动图能够更为敏感地测量室性期前收缩后,下一个心动周期的左室射血时间。在 12 位特发性肥厚性主动脉瓣下狭窄的患者中,有 11 位患者的左室射血时间增加>20ms。

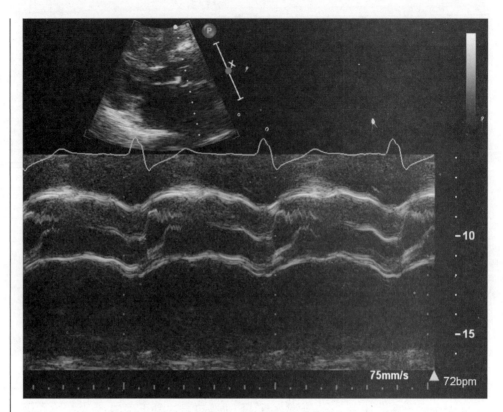

图 8.1　肥厚型心肌病患者主动脉瓣收缩中期关闭。

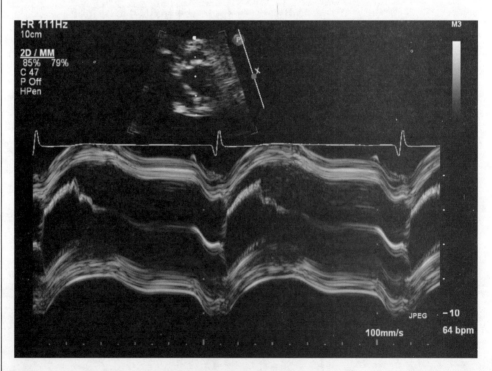

图 8.2　肥厚型心肌病主动脉瓣提前关闭或呈"锥形"关闭将影响到第二心音。听诊时,主动脉瓣第二心音将减弱或消失,可能会与主动脉瓣狭窄相混淆。

参考文献

Brockenbrough EC, Braunwald E, Morrow AG. A hemodynamic technic for the detection of hypertrophic subaortic stenosis. *Circulation*. 1961;23:189–194.

Kuijer PJ, van der Werf T, Meijler FL. Post-extrasystolic potentiation without a compensatory pause in normal and diseased hearts. *Br Heart J*. 1990;63:284–286.

White CW, Zimmerman TJ. Prolonged left ventricular ejection time in the post-premature beat. A sensitive sign of idiopathic hypertrophic subaortic stenosis. *Circulation*. 1975;52:306–312.

答案:A、B、C、D 都正确,D 尤其需要重点理解和认识。

与主动脉瓣狭窄的区别

在主动脉瓣狭窄的患者,室性期前收缩后下一个心动周期主动脉内脉压增大,主动脉瓣口杂音更加响亮,听诊可闻及,多普勒显示血流速度加快。

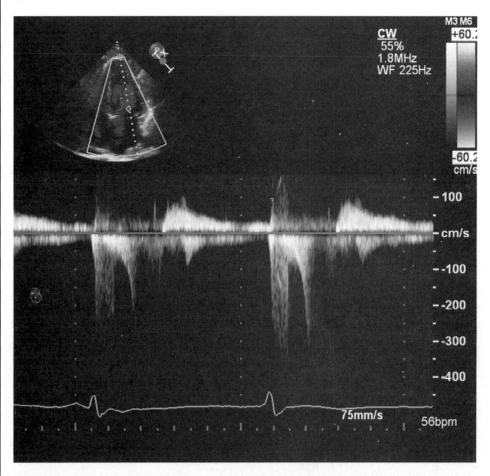

图 8.3 肥厚型心肌病患者主动脉瓣口多普勒频谱可见"龙虾钳"征。

肥厚型心肌病与二尖瓣反流

"射血……梗阻……反流"

一位有猝死家族史的大学生运动员,因被发现有心脏杂音行超声心动图检查,超声心动图发现了一束峰值流速达 7m/s 的收缩期射流,室间隔非对称性增厚,室间隔心肌呈"毛玻璃"样改变。收缩压为 126mmHg,下列哪个解释是正确的?

A. 左心室与主动脉内的收缩压差高达 196mmHg(7×7×4)

B. 左室流出道的压力=70mmHg+估测的左心房压力

C. 峰值流速达 7m/s 的是二尖瓣反流速度

D. B 和 C 都是正确的

超声心动图可以很好地对肥厚型心肌病进行评估。该病例提示了在对多普勒血流信号进行分析时可能犯的错误。这个问题是由于左室流出道梗阻,左室心肌收缩后产生的。在肥厚型心肌病,收缩期左室流出道内的压力可由于通过二尖瓣反流入左心房而减低。

由于二尖瓣前叶收缩期前向运动,左室流出道梗阻,从而导致左心室血液流出受阻。二尖瓣叶的关闭也因此受到影响,从而造成收缩中-晚期二尖瓣反流。收缩晚期反流信号可表现为匕首样血流频谱,可能会被误认为是左室流出道的血流频谱。

左心室内的压力(决定了二尖瓣反流速度)是收缩期主动脉压力与左室流出道的压力差之和。左室流出道的压力差是动态变化的,但总是低于 100mmHg。

因此,左室流出道血流速度均小于 5m/s,正常二尖瓣反流速度可达 5m/s,而在肥厚型心肌病的时候,二尖瓣反流速度可高达 7m/s,因此难以被频谱多普勒显示。

● **技术陷阱** 为了测量 7m/s 高速血流,有必要使用连续多普勒。

连续多普勒声束取样线上所有的流速都会被记录和叠加,但定位模糊。二尖瓣反流和左室流出道血流速度可同时被一条连续多普勒取样声束记录和叠加,最高流速位于多普勒频谱图的表层,取样线上不同部位的低速血流则不一定能显示在其内部。

因为左室流出道流速较二尖瓣反流低,因此直接测量左室流出道压差较为困难。

可以采用间接的方法测量左室流出道压差:

左室流出道压力差=左心室收缩压-外周动脉血压

血流速度可以通过简化的伯努利方程换算为压力:压力=$4V^2$。

左心室"驱动"二尖瓣反流的压力可由"4×二尖瓣反流速度^2"算得,加上估测的左心房压力,即得到左心室收缩压。左室流出道压力差=左心室收缩压-外周动脉血压。

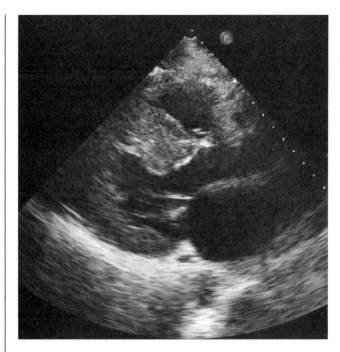

图 8.4 非对称性室间隔肥厚。

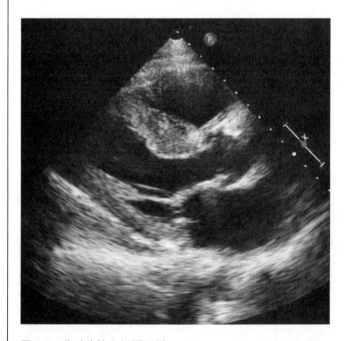

图 8.5 非对称性室间隔肥厚。

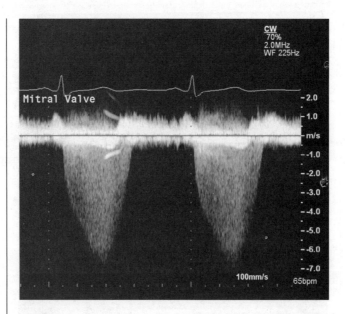

图 8.6　肥厚型心肌病中二尖瓣反流频谱不要误认为是左室流出道内的高速频谱,这种频谱提示听诊可闻及二尖瓣口反流造成的杂音。

QR 8.1　肥厚型梗阻性心肌病中的高速二尖瓣反流。

QR 8.2　经食管超声彩色多普勒显示:二尖瓣反流导致梗阻的左室流出道内压力减低。

QR 8.3a　非对称性室间隔肥厚。

QR 8.3b　非对称性室间隔肥厚。

QR 8.3c　非对称性室间隔肥厚。

QR 8.3d　非对称性室间隔肥厚。

QR 8.4a　非对称性室间隔肥厚——短轴观。

QR 8.4b　非对称性室间隔肥厚——短轴观。

QR 8.5a　非对称性室间隔肥厚。左心房增大。

QR 8.5b　非对称性室间隔肥厚。左心房增大。

QR 8.5c　非对称性室间隔肥厚。左心房增大。

QR 8.6a　严重非对称性室间隔肥厚。

QR 8.6b　严重非对称性室间隔肥厚。

QR 8.7　收缩期二尖瓣前叶前向运动,瓣叶的对合错位。

参考文献

Schwammenthal E, Nakatani S, He S, et al. Mechanism of mitral regurgitation in hypertrophic cardiomyopathy: mismatch of posterior to anterior leaflet length and mobility. *Circulation.* 1998;98: 856–865. *Systolic anterior motion(SAM)produces greater mitral regurgitation if the posterior leaflet is limited in its ability to move anteriorly, participate in SAM, and coapt effectively.*

Yu EH, Omran AS, Wigle ED, Williams WG, Siu SC, Rakowski H. Mitral regurgitation in hypertrophic obstructive cardiomyopathy: relationship to obstruction and relief with myectomy. *J Am Coll Cardiol.* 2000;36:2219–2225. *Myectomy significantly reduces the degree of mitral regurgitation.*

答案:D

肥厚型心肌病伴二尖瓣反流的床旁超声检查

对肥厚型心肌病伴二尖瓣反流的检查,下列哪一项作用最小(并且最与直觉相反):

A. 杂音的动态特征

B. 脉搏测量

C. 颈部静脉检查

D. 心尖搏动

E. 第二心音

在胸骨左缘上方可闻及 3/6 级收缩期杂音。杂音在第一心音之后出现(紧接着左室流出道梗阻及二尖瓣反流之后)。下蹲位杂音减弱,站立位杂音增强。瓦氏动作张力期杂音增强,相比之下,室间隔缺损杂音(可以在同一位置)更加柔和或消失。

在二尖瓣听诊区,可能听到持续时间更长、声音更加响亮的杂音,这可能是与二尖瓣反流有关。桡动脉搏动短而快(不是由主动脉狭窄引起的细迟脉)。显著、快速、轻柔的脉搏提示严重慢性主动脉瓣反流,但这类患者听诊可能没有舒张期杂音,甚至彩色多普勒也观察不到反流束。

正如 Bernheim 在 100 年前所描述的,左心室肥大的时候,颈静脉的"a"波常比较显著。第二心音的主动脉成分是正常的,但是由于左心室收缩时间延长而导致主动脉瓣关闭延迟,最终导致第二心音反常分裂。这个现象不能用左束支传导阻滞来解释。

触诊时左心室搏动最明显处可触及 3 个明显的搏动:第一次搏动是在心房收缩期(S4),第二次是短暂的收缩早期搏动,第三次是在收缩晚期较微弱的搏动(这个被形象地称为"三相波"),吸入硝酸酯类药物会使搏动增强。

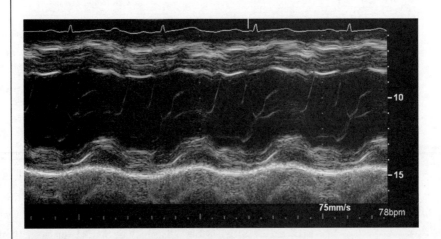

图 8.7　收缩期二尖瓣前向运动。

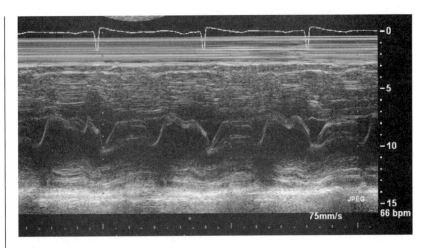

图 8.8　收缩期二尖瓣前向运动。

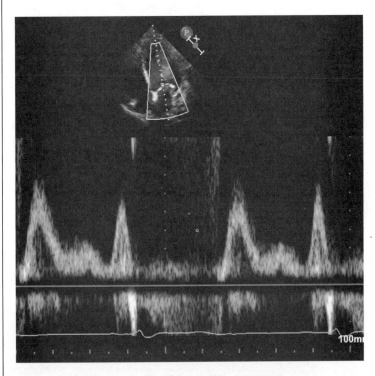

图 8.9　舒张中期经二尖瓣口流入左室内的血流频谱称为"L"波。

参考文献

Keren G, Meisner JS, Sherez J, Yellin EL, Laniado S. Interrelationship of middiastolic mitral valve motion, pulmonary venous flow, and transmitral flow. *Circulation.* 1986;74:36–44.

Henein MY, Xiao HB, Brecker SJ, Gibson DG. Bernheim "a" wave: obstructed right ventricular inflow or atrial cross talk? *Br Heart J.* 1993;69:409–413.

Huang MT, Goodman MA, Delaney TB. Pre-infarction angina secondary to calcific aortic stenosis with Bernheim's effect. *Clin Cardiol.* 1978;1:107–111.

Bernheim P.I.: De l'asystolie veineuse dans l'hypertrophie du coeur gauche par stenose concomitante du ventricule droit. *Rev Med.* 1910;30:785–801.

Lembo NJ, Dell'Italia LJ, Crawford MH, O'Rourke RA. Bedside diagnosis of systolic murmurs. *N Engl J Med.* 1988;318:1572–1578.

肥厚型心肌病杂音的鉴别要点如下:

- 用瓦氏动作可以使强度增加(特异性65%~96%)。
- 蹲-起动作(特异性84%~95%)。
- 起-蹲动作使强度减低(敏感性95%,特异性85%)。
- 被动抬腿动作(敏感性85%,特异性91%)。
- 用力握拳(敏感性85%,特异性75%)。

答案:C

非缺血性心脏病导致的巨大 T 波倒置

心肌缺血所致的倒置 T 波较窄,并且呈对称性,ST 段抬高,且弓背向上。明显的较宽较深的 T 波倒置可见于:

- 心尖部肥厚型心肌病、应激性心肌病。
- 心肌炎、心包炎(晚期)。
- 脑血管疾病、蛛网膜下隙出血、颅内压升高。
- 肺栓塞、严重右心室肥大。
- 可卡因滥用。
- 胰腺炎、急腹症。
- 早期复极、束支阻滞、起搏器置入后、完全性心脏传导阻滞、预激综合征。

QR 8.8　左室心尖肥厚。在心前区前外侧导联可见宽大的 T 波倒置,冠状动脉造影未见异常。

QR 8.9a　左室心尖肥厚。

QR 8.9b　左室心尖肥厚。

QR 8.10a　心尖部肥厚,左心室超声造影呈"黑桃"样。

QR 8.10b　心尖部肥厚,左心室超声造影呈"黑桃"样。

参考文献

Sakamoto T, Amano K, Hada Y, et al. Asymmetric apical hypertrophy: ten years experience. *Postgrad Med J.* 1986;62:567–570. *Echocardiography was essential for the diagnosis. Clinical complications have been infrequent and the prognosis seems good.*

Yamaguchi H, Ishimura T, Nishiyama S, et al. Hypertrophic nonobstructive cardiomyopathy with giant negative T waves （apical hypertrophy）: ventriculographic and echocardiographic features in 30 patients. *Am J Cardiol.* 1979;44:401–412.

Drut R, Velasco Vela O, Maljar L. [Steinert's disease with cardiac arrhythmia. Morphological findings in the heart conduction system]. *Arch Inst Cardiol Mex.* 1975;45:238–248. [Article in Spanish] *Myotonic dystrophy. ECG showed atrial flutter, complete A-V block, idioventricular rhythm, left bundle branch block; and giant, wide, negative T waves.*

Khairy P, Marsolais P. Pancreatitis with electrocardiographic changes mimicking acute myocardial infarction. *Can J Gastroenterol.* 2001;15:522–526.

Hayden GE, Brady WJ, Perron AD, Somers MP, Mattu A. Electrocardiographic T-wave inversion: differential diagnosis in the chest pain patient. *Am J Emerg Med.* 2002;20:252–262.

运动员左心室肥大

问题

一位出色的男运动员被发现病理性左室肥大,下列哪些表现提示他不应该再参加剧烈的竞技运动? 可能不止一项正确:

A. 左心室腔增大合并左室壁肥厚

B. 休息 3 个月后,左室的大小及室壁厚度都有下降

C. 左心室腔缩小,室间隔厚度达左心室腔舒张末期内径的 1/2

D. 左室心尖肥厚,伴有心电图前侧胸壁导联宽大的 T 波倒置

无症状的年轻运动员, 在剧烈的竞技运动中首要的猝死原因就是肥厚型心肌病。训练有素的运动员中,超过 1/3 在训练的过程中出现左心室腔增大,左心室壁轻度成比例增厚。这种适应性的改变在运动员停止训练后将会有减轻的趋势。

相比之下,病理性肥厚型心肌病则表现为不呈比例的室壁增厚,左心室腔相对缩小。这种病理性的肥厚可能累及左心室的不同区域。心尖肥厚(伴有显著的心电图异常)便是其中的一种。

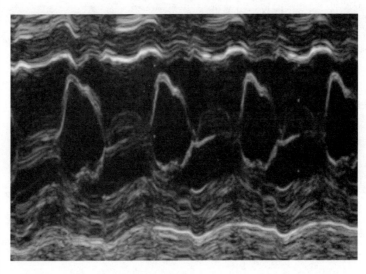

图 8.10 收缩期二尖瓣叶前向运动。

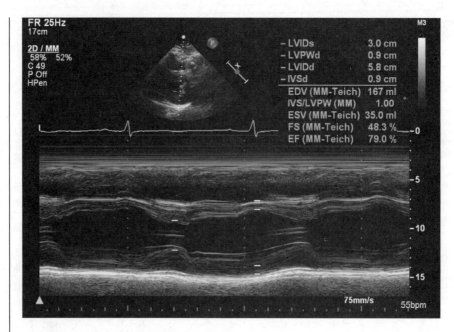

图 8.11　正常左室壁厚度及心腔大小。

QR 8.11　左室壁向心性肥厚。

QR 8.12　高血压患者左心室肥大,左心室腔减小。对于出色的运动员来说,在心肌肥厚程度相同的条件下,心室腔可能更大。

QR 8.13　病理性左室肥大伴左室腔内径减小,伴随二尖瓣瓣叶关闭错位及继发的二尖瓣反流。这种程度的二尖瓣反流不可能出现在一个正常的运动员身上。

QR 8.14　病理性的左室肥大伴左室腔内径减小,该病例的房间隔增厚是由于脂肪瘤样增厚所致。

QR 8.15a　心肌淀粉样变性导致严重左心室肥大。

QR 8.15b　心肌淀粉样变性导致严重左心室肥大。

QR 8.15c 心肌淀粉样变性导致严重左心室肥大。

QR 8.16a 心肌淀粉样变性:左、右心室均肥大,收缩功能减退,左、右心房扩大。

QR 8.16b 心肌淀粉样变性:左、右心室均肥大,收缩功能减退,左、右心房扩大。

QR 8.16c 心肌淀粉样变性:左、右心室均肥大,收缩功能减退,左、右心房扩大。

QR 8.16d 心肌淀粉样变性:左、右心室均肥大,收缩功能减退,左、右心房扩大。

QR 8.17 心肌淀粉样变性:三尖瓣环收缩期位移保持正常,二尖瓣环侧边的位移减少。

QR 8.18 无法诊断二尖瓣腱索在收缩期的前向运动。

参考文献

Kholová I, Niessen HW. Amyloid in the cardiovascular system: a review. *J Clin Pathol.* 2005;58: 125–133.

Reinhold J, Rudhe U. Relation of the first and second heart sounds to events in the cardiac cycle. *Br Heart J.* 1957;19:473–485. *Auscultatory features of the first and second heart sounds in normal young people.*

Kaplan NM, Gidding SS, Pickering TG, et al. Task Force 5: systemic hypertension. *J Am Coll Cardiol.* 2005;45:1346–1348.

从上面的参考文献得到的建议:

• 在竞技比赛训练之前,应该仔细评估运动员有无高血压,对初始诊断的高血压(血压高于 140/90mmHg),应该在诊室外再进行测量,以排除那些对诊室"白大褂"恐惧造成的高血压。高血压前期(血压在 120/80mmHg~139/89mmHg 之间)的患者,应该改善其生活方式,但是不限制其体力活动。持续性高血压患者应该做超声心动图检查。左室肥大超过一般"运动员心脏"的应当被限制参与训练,直至应用药物将血压控制到正常水平。

• 1 级高血压(140~159mmHg/90~99mmHg)不伴有任何靶器官损害(包括左室肥大或伴发

心脏病)时,不应该限制其参加竞技体育运动。这些高血压运动员一旦开始训练后,就应该每2~4个月监测一次血压(如有必要可以增加测量频率),来控制运动对身体的影响。

• 当运动员有更严重的高血压(≥160/100mmHg)时,即使没有左室肥大等靶器官损害,也应该限制其竞技体育活动,尤其是高静态体育活动,直至通过改变生活方式或应用药物使其血压得到控制之后。

• 所有使用的药物必须在特定的政府管理机构注册以获得治疗豁免。

• 当高血压与另一种心血管疾病并存时,是否限制运动员参与竞技体育比赛则应取决于相关疾病的类型及严重程度。

答案:C 和 D

扩张型心肌病

"心脏越大,越是痛苦。"

以下超声心动图特征中哪个对评价扩张型心肌病作用最小?

A. 球形

B. 壁厚

C. 侧壁运动

D. 心肌呈斑点状

E. 心包积液

左心室几何形状改变,表现为短轴与长轴径线比值增加。心室壁厚度增加是心肌对压力增加的一个适应性改变。左室心肌弥漫性运动减低时,左室侧壁可能最后受累。心肌浸润可表现为斑点状或毛玻璃样改变。少量心包积液伴左室肥大,在心肌淀粉样变性和透析的患者中较常见。

体格检查

扩张型心肌病,听诊时可闻及第一心音减弱。由于左心室射血延迟,可导致S2心音异常分裂。咳嗽可能使原本听不见的S3心音得以显现。可以通过叩诊发现心脏浊音区的增大,可间接判断心脏扩大。

叩诊时触觉和听觉判断的心脏范围一致,没有必要叩诊每一个部位。正常心脏叩诊的浊音区非常小,在胸骨右缘可以叩诊到浊音则提示心脏增大。

叩诊应从患者的右侧开始,用右手检查时将左手垫在胸上,左手的中指与其余的手指分开,并放在肋间隙而不是放在肋骨上。为使中指的远端2/3接触到胸壁,应将中指弯成小弧形。

左手中指应与胸壁软组织紧密相贴,叩诊时,两只手的手指尽量保持平行。

右手中指应该弯曲90°垂直叩击左手中指,以防止叩击时手指移位。叩击时仅需将右手手腕迅速摆动,叩击后应将叩击的手指迅速抬起,以防止引出的叩击音被遮盖。叩击的点应该尽量接近指甲。注意:一位合格的超声科医生应该学会叩诊,并且会分析叩诊的声音。

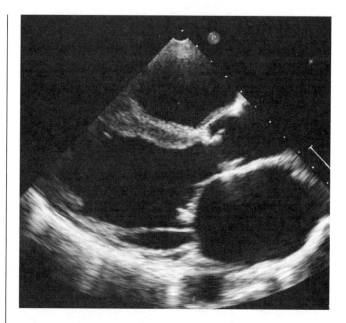

图 8.12 扩张的左心房与左心室。

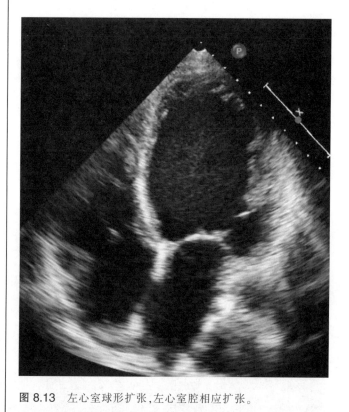

图 8.13 左心室球形扩张,左心室腔相应扩张。

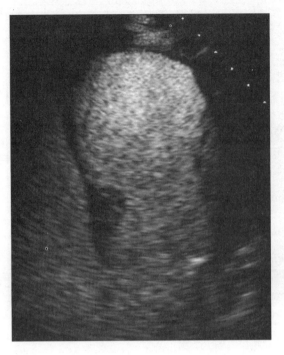

图 8.14　扩张型心肌病伴室间隔基底部肥厚。

QR 8.19　双心房增大伴严重的房室瓣反流。

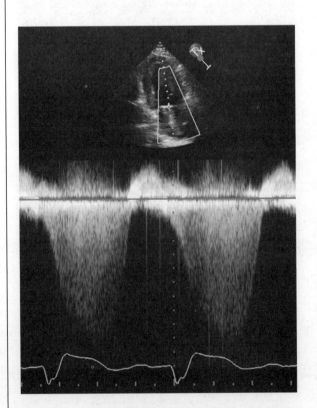

图 8.15　左室收缩功能减低导致二尖瓣反流加速延迟。

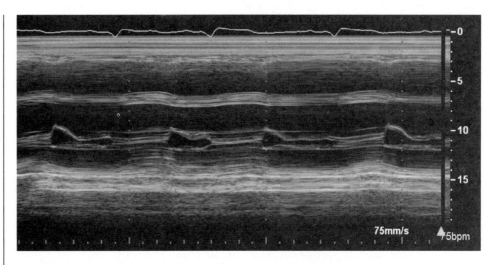

图 8.16　由于左室收缩功能严重减退,舒张末期压力升高,导致二尖瓣关闭延迟。

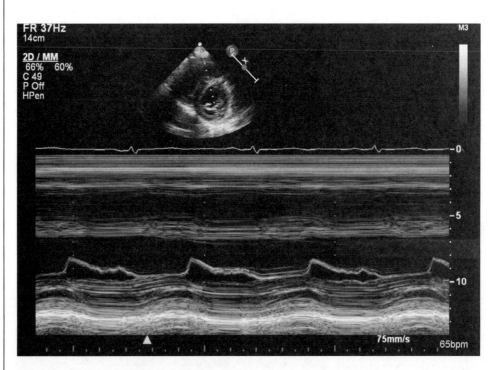

图 8.17　由于左室收缩功能严重减退,舒张末期压力升高,导致二尖瓣关闭延迟。这些患者听诊时,第一心音的二尖瓣成分是减少的。

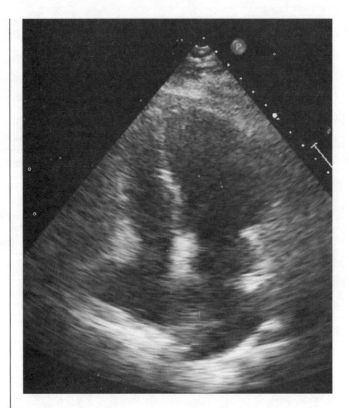

图 8.18 心脏移植后心房三处手术缝合线回声。

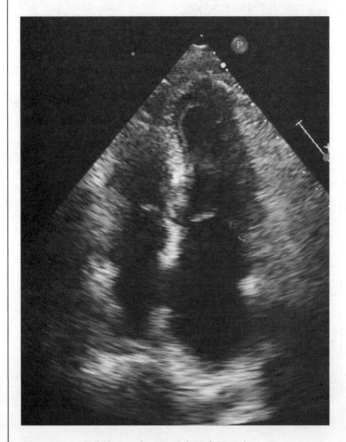

图 8.19 心脏移植后心房三处手术缝合线回声。

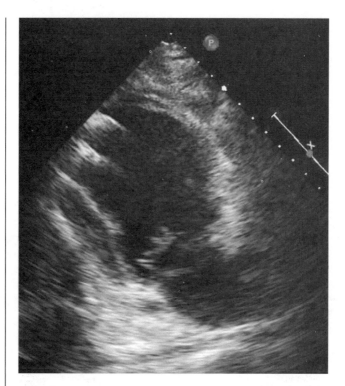

图 8.20 心尖部的左心室辅助装置。

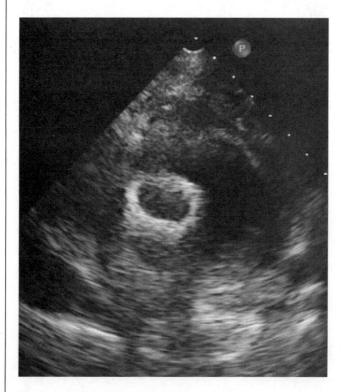

图 8.21 心尖部的左心室辅助装置。

QR 8.20　舒张早期彩色血流传播速度。

QR 8.21　心室辅助装置将血液泵入升主动脉内。由于缺乏通过主动脉瓣的前向搏出血流,主动脉瓣可见收缩期和舒张期连续反流。

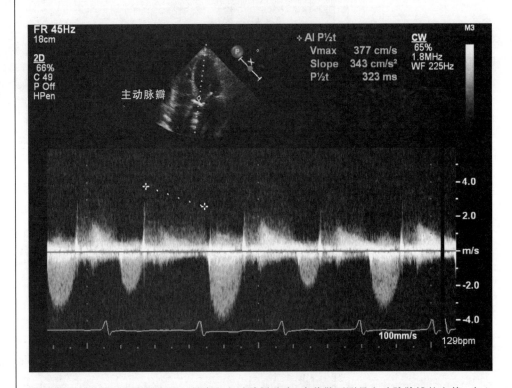

图 8.22　患者同时患有扩张型心肌病和主动脉瓣狭窄,多普勒可测量主动脉脉搏的交替。在心律规则下,出现脉搏振幅有节律的强弱交替。可轻触桡动脉或股动脉,检查者能感觉到相应的冲击力冲击指尖,弱的脉搏有时因为太微弱而感觉不到。这种触诊也可以用血压袖带来证实,缓慢放气到一定程度时,可听到柯氏音,频率为心率的一半,进一步降低袖带的压力,柯氏音的频率突然加倍。

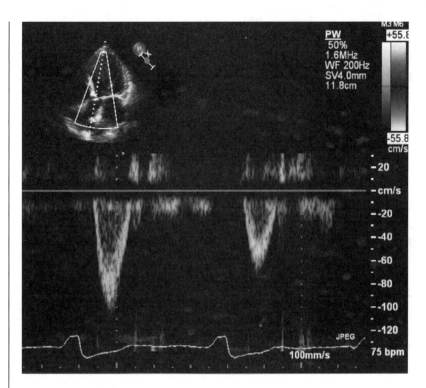

图 8.23　严重左室收缩功能障碍时,Tei 指数和每搏输出量异常。

　QR 8.22a　左心室严重扩张,弥漫性室壁运动功能减低。

　QR 8.22b　左心室严重扩张,弥漫性室壁运动功能减低。

　QR 8.22c　左心室严重扩张,弥漫性室壁运动功能减低。

　QR 8.22d　左心室严重扩张,弥漫性室壁运动功能减低。

　QR 8.22e　左心室严重扩张,弥漫性室壁运动功能减低。

QR 8.22f　左心室严重扩张，弥漫性室壁运动功能减低。

QR 8.22g　左心室严重扩张，弥漫性室壁运动功能减低。

QR 8.22h　左心室严重扩张，弥漫性室壁运动功能减低。

QR 8.23　扩张型心肌病，双心房增大。二尖瓣人工瓣环(不明显)，右心室内可见除颤导线。

QR 8.24　经食管超声显示左心室心尖部心肌"门把手转动"征象。

QR 8.25　短轴切面可见左心室心肌"门把手转动"征象，可见明显假腱索。

QR 8.26　左心室严重扩张，弥漫性运动功能减低或消失，左心室壁变薄，少量心包积液。

QR 8.27a　扩张型心肌病中二尖瓣被心尖部牵拉。

QR 8.27b　扩张型心肌病中二尖瓣被心尖部牵拉。

QR 8.28　每搏输出量下降，导致主动脉瓣开放减小，由于二尖瓣被心尖部牵拉，导致乳头肌顶端出现钙化。

QR 8.29　双心室功能减低,双心房增大。

QR 8.30　室间隔变薄,回声增强,表明局部心肌梗死,瘢痕形成。

QR 8.31　双心室的收缩功能严重减低。

QR 8.32　扩张型心肌病二尖瓣反流。

QR 8.33　左心室辅助装置将血液泵入升主动脉。

QR 8.34　右心室辅助装置将血液泵入肺动脉。

QR 8.35　左心室 Impella 辅助装置。双心室功能严重障碍,双心房增大,三尖瓣叶对位缺失。

QR 8.36a　左心室 Impella 辅助装置。

QR 8.36b　左心室 Impella 辅助装置。

QR 8.37a　左心室心尖部可见辅助装置,主动脉瓣在收缩期仍处于关闭状态。

QR 8.37b　左心室心尖部可见辅助装置,主动脉瓣在收缩期仍处于关闭状态。

QR 8.38　左心室心尖部可见辅助装置,每个心动周期主动脉瓣开放不一致,窦性心律,每个循环周期二尖瓣运动无明显不一致。

参考文献

Yernault JC, Bohadana AB. Chest percussion. *Eur Respir J.* 1995;8:1756–1760.

Dressler W. Percussion of the sternum. I. Aid to differentiation of pericardial effusion and cardiac dilatation. *J Am Med Assoc.* 1960;173:761–764.

Bedford DE. Auenbrugger's contribution to cardiology. History of percussion of the heart. *Br Heart J.* 1971;33:817–821.

Yiu SF, Enriquez-Sarano M, Tribouilloy C, Seward JB, Tajik AJ. Determinants of the degree of functional mitral regurgitation in patients with systolic left ventricular dysfunction: a quantitative clinical study. *Circulation.* 2000;102:1400–1406.

Tei C, Ling LH, Hodge DO, et al. New index of combined systolic and diastolic myocardial performance: a simple and reproducible measure of cardiac function-a study in normals and dilated cardiomyopathy. *J Cardiol.* 1995;26:357–366. *Isovolumetric contraction time plus isovolumetric relaxation time divided by the ejection time provides a simple and reproducible Doppler index of combined systolic and diastolic myocardial performance in patients with primary myocardial systolic dysfunction.*

Weissler AM, Harris WS, Schoenfeld CD. Systolic time intervals in heart failure in man. *Circulation.* 1968;37:149–159.

答案:E

左心室限制性充盈障碍

问题

一位患者有严重左心室收缩功能障碍,伴随呼吸困难。听诊可闻及心室S3奔马律。心电图显示为窦性心动过速,心率 120 次/分,血压为 90/60mmHg。超声心动图二尖瓣流入血流提示 3 型限制性充盈。下列哪种治疗方式最适合?

　　A. 利尿剂

　　B. β 受体阻断剂

　　C. 血管舒张药

　　D. 洋地黄

　　E. 奈西利肽

二尖瓣流入血流 3 型限制性充盈提示左心房内压力升高。左心室充盈开始于心室舒张早期。这位患者由于左心室内压力迅速升高,导致充盈突然停止,所以听诊可闻及心室 S3 奔马律。

β 受体阻断剂可以减慢心率和延长舒张期时间,常被用于慢性心率衰竭代偿期治疗,可有效地延长生存时间。但在以上病例中,延长左心室舒张时间并不能明显增加其每搏输出量,因为左心室充盈大部分发生于舒张早期,舒张晚期左心房收缩导致的充盈仅占很小一部分。减慢心率能有效减少心输出量,因为心排血量=每搏输出量×心率。

在心力衰竭患者的治疗中,髓袢利尿剂不能延长患者生存时间,但它仍然是治疗中可供选择的药物,因为其可以降低左心房、左心室充盈压。它能够使左心室 S3 奔马律消失,心率的减慢提示患者病情恢复到了心力衰竭代偿期。

奈西利肽是一种正性肌力药物,不能为患者的长期生存带来获益。洋地黄在心力衰竭治疗中被放在了一个次要的地位。对于心力衰竭进一步恶化的患者,洋地黄的使用可以减少其再次入院的概率,但是并不能有效地延长患者生存时间。血管舒张药如血管紧张素转换酶抑制剂和血管紧张素受体阻滞剂已被证实能延长心力衰竭患者的生存期,但是如果患者血压太低,这个药物初始使用时耐受性较差。

参考文献

Nihoyannopoulos P, Dawson D. Restrictive cardiomyopathies. *Eur J Echocardiogr*. 2009;10:iii23 – iii33. *A restrictive left ventricular filling pattern does not mean that the patient has a restrictive cardiomyopathy.*

答案:A

嗜酸性粒细胞增多症

"虽然此病很罕见,但是超声心动图在诊疗中却很有用。"

问题

一位年轻的肿瘤患者,超声心动图发现左心室内有一个大血栓,左心室收缩功能是正常的,下列哪一项检查最可能确立诊断?

A. 全血细胞计数

B. 24 小时尿 5-羟基吲哚乙酸

C. 抗核抗体

D. 铁蛋白

E. 血清蛋白电泳

F. 血清血管紧张素转换酶

如果左心室内有血栓,而没有心室壁运动异常,可通过检查全血细胞计数来确诊是否为嗜酸粒细胞增多症。

附加题:

将以下超声和(或)心电图描述与选项进行配对:

三尖瓣与肺动脉瓣增厚并挛缩(B. 类癌)

二尖瓣叶增厚 (C. 狼疮相关性疣状心内膜炎)(在嗜酸性粒细胞增多症中也可以看到二尖瓣叶增厚)

心脏在"蜜糖"中(E. 骨髓瘤相关性心肌淀粉样变)

超声和心电图矛盾:超声表现为左心室肥大,但在心电图上 QRS 波群低电压(同 E. 淀粉样浸润心肌病)

心电图表现传导阻滞(F. 心脏结节病)

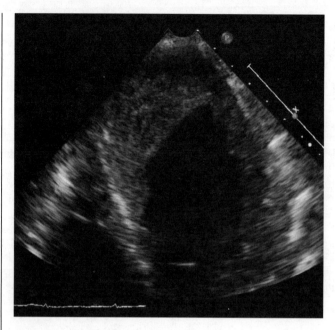

图 8.24　左室心尖处附壁大血栓。

QR 8.39a　左心室心尖部血栓，左心室壁运动正常。

QR 8.39b　左心室心尖部血栓，左心室壁运动正常。

QR 8.40　左心室心尖部肌小梁，似血栓，左心室壁运动正常。

参考文献

Ommen SR, Seward JB, Tajik AJ. Clinical and echocardiographic features of hypereosinophilic syndromes. *Am J Cardiol.* 2000;86:110–113.

答案：A

心肌致密化不全

问题

超声心动图观察到明显的左心室肌小梁可见于：

A. 心肌致密化不全

B. 肥厚型心肌病

C. 扩张型心肌病

D. 以上各项均正确

心肌致密化不全有一定特征，但超声心动图表现并没有特异性。可以看到明显外翻的肌小梁突向心室腔,致密心肌向外凹陷。心肌有两层结构:非致密化的内层心肌和致密化的外层心肌。

MRI 在此病的检查中也能起重要作用,它可以显示以上形态学特征,并且可以显示心肌纤维化。心肌致密化不全也曾有过以下不同名称:海绵状心肌、窦状心肌持续状态、过度肌小梁形成。

常规超声心动图中,我们可以看到正常解剖结构的肌小梁:

1. 正常肌小梁可突入左室腔中。

2. 数量很少(三根或更少)。

3. 肌小梁的回声特征与其他心肌类似。

4. 正常肌小梁不与邻近心肌节段相连。

5. 正常肌小梁较少累及心尖部心肌。

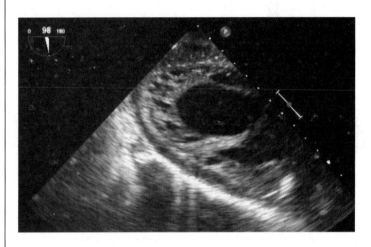

图 8.25　左心室的心肌致密化不全。

QR 8.41　心肌致密化不全。

QR 8.42a　心肌致密化不全导致左室收缩功能严重减低。

QR 8.42b　心肌致密化不全导致左室收缩功能严重减低。

QR 8.42c　心肌致密化不全导致左室收缩功能严重减低。

QR 8.43   心肌致密化不全的左室心尖部血栓形成。

QR 8.44a   左心室侧壁明显肌小梁形成的心肌病变。

QR 8.44b   左心室侧壁明显肌小梁形成的心肌病变。

QR 8.45   先天性心肌病变,双心室均可见明显肌小梁。

QR 8.46   左室肌小梁明显,收缩功能正常。

参考文献

Jenni R, Oechslin E, Schneider J, Attenhofer Jost C, Kaufmann PA. Echocardiographic and pathoanatomical characteristics of isolated left ventricular non-compaction: a step towards classification as a distinct cardiomyopathy. *Heart*. 2001;86:666–671. *A two-layer structure is present with a compacted thin epicardial band and a much thicker noncompacted endocardial layer of trabecular meshwork with deep endomyocardial spaces. A maximal end-systolic ratio of noncompacted to compacted layers of >2 is diagnostic. Color Doppler shows deep perfused intertrabecular recesses.*

Jenni R, Oechslin EN, van der Loo B. Isolated ventricular non-compaction of the myocardium in adults. *Heart*. 2007;93:11–15. *Review article.*

Chin TK, Perloff JK, Williams RG, Jue K, Mohrmann R. Isolated noncompaction of left ventricular myocardium. A study of eight cases. *Circulation*. 1990;82:507–513.

Shoji M, Yamashita T, Uejima T, et al. Electrocardiography characteristics of isolated non-compaction of ventricular myocardium in Japanese adult patients. *Circ J.* 2010;74:1431–1435.

答案:D

药物及物理因素对心脏的影响

"淀粉样变、类癌、充血性肝病、终末期肾病、辐射、可卡因。"

问题

下列哪个超声心动图特征可能与患者先前所服用的药物有关:

A. 左室扩张,广泛室壁运动减弱

B. 下腔静脉扩张

C. 心肌呈斑点状并伴有少量心包积液

D. 以上各项均正确

充血性肝病可影响肝脏对药物的代谢。答案 C 描述的是心肌淀粉样变或者是终末期肾病,两者均可以影响药物的代谢。正常剂量的洋地黄也可以有心脏毒性。药物、血管活性物质及辐射均可导致心脏瓣膜病。

QR 8.47a　三尖瓣类癌。

QR 8.47b　三尖瓣类癌。

QR 8.47c　三尖瓣类癌。

参考文献

Bhattacharyya S, Davar J, Dreyfus G, Caplin ME. Carcinoid heart disease. *Circulation.* 2007;116:2860–2865.

Pellikka PA, Tajik AJ, Khandheria BK, et al. Carcinoid heart disease. Clinical and echocardiographic spectrum in 74 patients. *Circulation.* 1993;87:1188–1196. *The broad spectrum of carcinoid heart disease is detailed in this large series. This includes not only right-sided valvular lesions but also left-sided involvement, pericardial effusion, and myocardial metastases.*

Pandya UH, Pellikka PA, Enriquez-Sarano M, et al. Metastatic carcinoid tumor to the heart: echocardiographic-pathologic study of 11 patients. *J Am Coll Cardiol.* 2002;40:1328–1332. *Metastatic carcinoid tumor involving the heart is uncommon but can be easily identified by echo if tumor size is ≥1.0 cm. In patients without valvular dysfunction, this may be may be the only manifestation of carcinoid heart disease.*

Jaworski C, Mariani JA, Wheeler G, Kaye DM. Cardiac complications of thoracic irradiation. *J Am Coll Cardiol.* 2013;61:2319–2328.

Crestanello JA, McGregor CG, Danielson GK, et al. Mitral and tricuspid valve repair in patients with previous mediastinal radiation therapy. *Ann Thorac Surg.* 2004;78:826–831. *Limited durability of repairs after mediastinal radiation suggests that valve replacement might be preferable.*

Zanettini R, Antonini A, Gatto G, Gentile R, Tesei S, Pezzoli G. Valvular heart disease and the use of dopamine agonists for Parkinson's disease. *N Engl J Med.* 2007;356:39–46.

Lange RA, Cigarroa JE, Hillis LD, Theodore E. Woodward award: cardiovascular complications of cocaine abuse. *Trans Am Clin Climatol Assoc.* 2004;115:99–111; discussion 112–114.

答案:D

肝颈静脉回流征

这种床旁检查方便易行也极有价值。它也被称作腹颈静脉回流征(可能更为准确)。它不是一种神经反射,其出现与左心房压力升高有关,并且在超声心动图检查过程中可出现。经胸超声心动图可以通过获得剑突下图像判断腹部压力。多普勒图像可以实时反映血流变化,很多患者的腔静脉流入血流可以被多普勒图像显示。

床旁检查技术

检查者寻找颈静脉是否怒张(是否有搏动),正确的施压方式是在腹部向脊柱方向施压。在腹部按压15s,嘱患者正常呼吸,因为患者可能无意识地做瓦氏动作,这样会产生颈静脉怒张的假象。肝颈静脉回流阳性的患者,心脏听诊第一心音可减弱。

血流动力学意义

试验阳性提示中心血容量增加,并且与超声心动图评估的左心房内压力有关。有关于此的最早描述是在1885年:通过按压下腔静脉,在任一方向用力阻止血液流动,尤其当肝脏肿大的时候。收缩期过多的回流血液流向上腔静脉。与怒张及波动相比,颈静脉搏动仅仅是反映静脉压轻度升高的标志。

肝颈静脉回流征并不是某一个疾病的特异性表现,它是右心室不能适应静脉回流增加而导致的一个继发改变。缩窄性心包炎、右心室心肌梗死以及限制型心肌病都是出现这一现象的常见原因。当肺毛细血管楔压>15mmHg时,左室衰竭也可以是导致这一现象的诱发因素。

心包填塞不出现肝颈静脉反流。可以用右心导管来测量右心房内的压力变化。床旁超声检查可以用于预测右心导管检查结果。

床旁检查发现肝颈静脉回流阳性,是预测右心房内压力>9mmHg及右心室舒张末期压力>12mmHg敏感性及特异性都很高的指标。在孤立性右心衰竭,如右心室心肌梗死,肝颈静脉回流阳性提示肺动脉楔压≥15mmHg。

QR 8.48　手臂静脉注入生理盐水造影剂后,由于三尖瓣反流,造影剂进入肝静脉。

参考文献

Wiese J. The abdominojugular reflux sign. *Am J Med.* 2000;109:59–61. *The sign is absent in patients with tamponade.*

Sochowski RA, Dubbin JD, Naqvi SZ. Clinical and hemodynamic assessment of the hepatojugular reflux. *Am J Cardiol.* 1990;66:1002. *Fifteen seconds of pressure are adequate for making the diagnosis.*

Ewy GA. The abdominojugular test: technique and hemodynamic correlates. *Ann Intern Med.* 1988; 109:456. *A positive test correlates with a pulmonary artery wedge pressure of 15mmHg or greater.*

Ducas J, Magder S, McGregor M. Validity of the hepatojugular reflux as a clinical test for congestive heart failure. *Am J Cardiol.* 1983;52:1299–1303. *An increase of 3 cm in the height of neck vein distention is a reasonable upper limit of normal.*

心包疾病

第 **9** 章

"在心包疾病的诊断与管理中,临床和超声心动图技能同样重要。"

超声心动图是临床评价心包疾病的基石。在心包疾病的诊断中,病史、床旁体格检查、心电图是同等重要的。心包炎引起的胸痛和心肌缺血引起的疼痛有时可能很难鉴别。咳嗽或填塞症状可能在坐位前倾时减轻,平卧位时加重。

疼痛向肩部放射对于鉴别心包疼痛是一种少见但有用的特征。颈静脉检查可以发现颈静脉怒张。更重要的是,有经验的临床医生通过颈静脉搏动检查可发现由于心包压缩或填塞引起的静脉多普勒血流动力学改变的相关信息。

心包摩擦音是体格检查发现的体征之一。心包叩击音是心包收缩的三相摩擦音。心包炎的心电图表现较为特异,但微弱的 PR 段压低很容易漏诊。在 aVR 导联 PR 段抬高可能更容易被发现。

参考文献

Spodick DH. Diagnostic electrocardiographic sequences in acute pericarditis. Significance of PR segment and PR vector changes. *Circulation.* 1973;48:575–580.

Little WC, Freeman GL. Pericardial disease. *Circulation.* 2006;113:1622–1632.

Khandaker MH, Espinosa RE, Nishimura RA, et al. Pericardial disease: diagnosis and management. *Mayo Clin Proc.* 2010;85:572–593.

Peebles CR, Shambrook JS, Harden SP. Pericardial disease-anatomy and function. *Br J Radiol.* 2011;84 (Spec No 3):S324–S337. *Overview of CT and MRI imaging of healthy and diseased pericardium.*

Maisch B, Seferovic PM, Ristic AD, et al. Guidelines on the diagnosis and management of pericardial diseases executive summary: the task force on the diagnosis and management of pericardial diseases of the European Society of Cardiology. *Eur Heart J.* 2004;25:587–610.

超声心动图诊断心包疾病受病因影响

多数急性心包炎病例的病因是特发的,但通常被认为是病毒感染导致。

积液并不是急性心包炎的临床诊断的必要条件。病史、体格检查、心电图综合判断通常就足够了。心包炎也可以是心肌梗死后的一种特异性表现,即德雷斯勒综合征。肾衰竭患者中典型的超声心动图表现可能包括心包异常。

　　风湿免疫性疾病患者的心脏超声表现可能也会包括心包受累。由于长期存在渗出,癌症患者可能出现血流动力学异常,导致严重的心包填塞。年轻患者的心包积液可能是恶性肿瘤的最初表现。创伤和主动脉夹层均能够引起心包填塞,并且心包穿刺引流术具有一定危险。

　　大量心包积液的特异表现:

- 由于食管压迫导致吞咽困难。
- 由于膈肌刺激引起打嗝。
- 由于喉返神经受压引起声音嘶哑。

　　心脏后方心包积液超声心动图可能误认为胸腔积液,其血流动力学的重要性可能会误判,因为心包是与胸腔相通的。

参考文献　Russo AM, O'Connor WH, Waxman HL. Atypical presentations and echocardiographic findings in patients with cardiac tamponade occurring early and late after cardiac surgery. *Chest.* 1993;104:71–78.

Ionescu A, Wilde P, Karsch KR. Localized pericardial tamponade: difficult echocardiographic diagnosis of a rare complication after cardiac surgery. *J Am Soc Echocardiogr.* 2001;14:1220–1223. *Two cases of localized pericardial tamponade after cardiac surgery. The diagnosis could not be made with transthoracic echocardiography. CT and transesophageal echocardiography were necessary. A high index of suspicion is crucial for reaching the correct diagnosis.*

Pepi M, Muratori M, Barbier P, et al. Pericardial effusion after cardiac surgery:incidence, site, size, and haemodynamic consequences. *Br Heart J.* 1994;72:327–331.

与超声心动图有关的临床常见问题

- 有无心脏压塞?
- 有无右室前壁塌陷?
- 心包的厚度是多少?
- 有无肿瘤累及心脏?
- 有无心包摩擦?

心包积液

问题　**超声心动图可以确定以下有关心包积液的哪些方面,除了:**

A. 积液量的多少

B. 血流动力学的重要性

C. 内容物的性质

D. 积液的存在与否

　　虽然检测心包腔纤维蛋白是可能的,但超声心动图仍无法可靠区分浆液性和血性积液。超声心动图通常可以将心外膜与积液区分开。一些"心脏外科术后"积液可能很难诊断。大量心包积液紧邻右房游离壁可能误诊为胸腔积液。

参考文献

Horowitz MS, Schultz CS, Stinson EB, et al. Sensitivity and specificity of echocardiographic diagnosis of pericardial effusion. *Circulation*. 1974;50:239. *More than 15 mL of fluid was always found when a posterior echo-free space persisted throughout the cardiac cycle between a flat pericardium relative to the epicardium. In the presence of such a posterior echo-free space, a large anterior echo-free space made a moderately large pericardial effusion likely. In the absence of this diagnostic posterior echo-free space, an anterior echo-free space had no diagnostic significance.*

答案:C(有些例外,上文中已提)

心脏压塞

心包张力的急剧增加,会导致一些心脏血流动力学改变。以下哪种现象不引起心包压升高?

A. 右心室梗死

B. 急性肺栓塞

C. 无脉电活动

D. 心脏术后积液

E. 低压填塞

当液体聚集比心包可拉伸速度快时,心包内压力快速上升。根据定义,当心包内压力高到足以引起心腔受压时,即称为低压填塞。无脉电活动是在心脏破裂时出现。一些心包积液可能是心脏直视手术后遗留的。

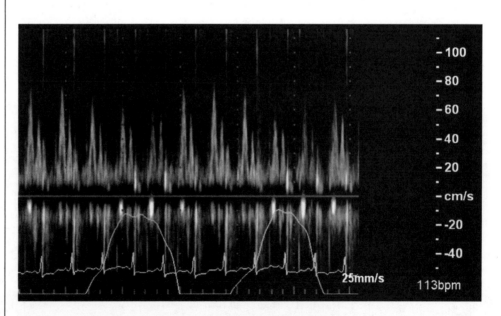

图 9.1　在心包压塞时二尖瓣口前向血流速度在吸气时下降。

QR 9.1a　心脏手术后心包腔内大量血栓。

QR 9.1b　心脏手术后心包腔内大量血栓。

参考文献

Schiller NB, Botvinick EH. Right ventricular compression as a sign of cardiac tamponade: an analysis of echocardiographic ventricular dimensions and their clinical implications. *Circulation.* 1977;56:774.

Armstrong WF, Schilt BF, Helper DJ, et al. Diastolic collapse of the right ventricle with cardiac tamponade: an echocardiographic study. *Circulation.* 1982;65:1491. *Collapse of the right ventricular cavity in early diastole is abnormal. Conversely, normal motion of the right ventricular free wall is a reliable indicator that the effusion is exerting little effect on overall cardiac function.*

Gillam LD, Guyer DE, Gibson TC, et al. Hydrodynamic compression of the right atrium: a new echocardiographic sign of cardiac tamponade. *Circulation.* 1983;68:294. *Right atrial inversion is initiated at end-diastole and continues through early systole.*

Himelman RB, Kircher B, Rockey DC, et al. Inferior vena cava plethora with blunted respiratory response: a sensitive echocardiographic sign of cardiac tamponade. *J Am Coll Cardiol.* 1988;12:1470.

Reddy PS, Curtiss EI, O'Toole JD, et al. Cardiac tamponade: hemodynamic observations in man. *Circulation.* 1978;58:265–272.

Sagristà-Sauleda J, Angel J, Sambola A, et al. Low-pressure cardiac tamponade: clinical and hemodynamic profile. *Circulation.* 2006;114:945–952.

Sagristà-Sauleda J, Angel J, Sambola A, et al. Hemodynamic effects of volume expansion in patients with cardiac tamponade. *Circulation.* 2008;117:1545–1549. *Volume expansion consistently causes a significant increase in intrapericardial pressure.*

答案:D

奇脉

问题

在心包压塞时,心动周期的哪一部分对血流动力学耐受最好?

A. 收缩期

B. 舒张期

C. 舒张晚期和收缩早期

D. 收缩晚期和舒张早期

正常人在进行颈静脉检查时候,会在吸气时出现压力波形上收缩期"x"降支下降。而心包填塞的患者,这种现象会消失。心包填塞的患者,心室排空到大血管(收缩)仍然不受阻碍,主要表现为心室充盈受限。吸气时三尖瓣前向血流会减少。如果颈静脉压力波形中缺少"y"下降支消失,则可以证实存在血流动力学填塞。Kussmaul 征与心包缩窄有关,但可以在填塞时出现。吸气时增加的静脉回流,不能被右心完全容纳,故而导致颈静脉压增加。

- **坏消息** 以下疾病可以导致颈静脉压力曲线"y"下降支消失(与填塞类似):
  - 肺栓塞。
  - 右心室梗死。
  - 由于胸部创伤导致急性重度三尖瓣关闭不全。

  在下列情况下奇脉可能不存在(尽管血流动力学符合心脏填塞):
  - 重度主动脉瓣关闭不全。
  - 房间隔缺损。
  - 正压机械通气和呼吸。
  - 左室收缩舒张功能减退。

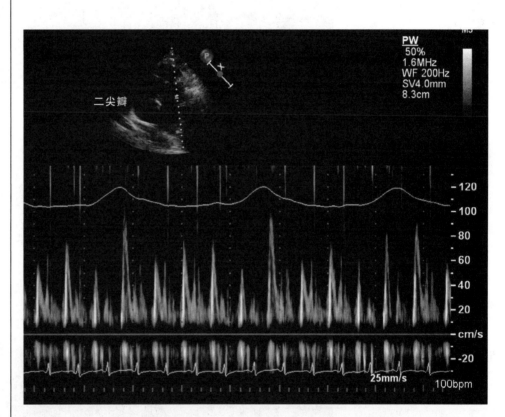

图 9.2 二尖瓣血流随呼吸的变化:吸气时二尖瓣血流下降,呼气前舒张早期血流最快。

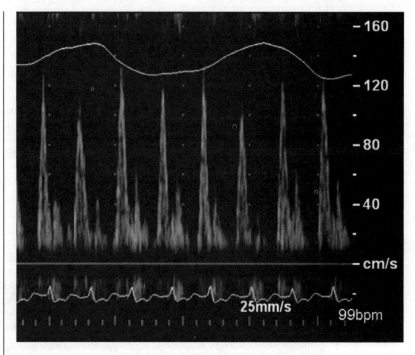

图 9.3 吸气时舒张早期二尖瓣血流速度下降。

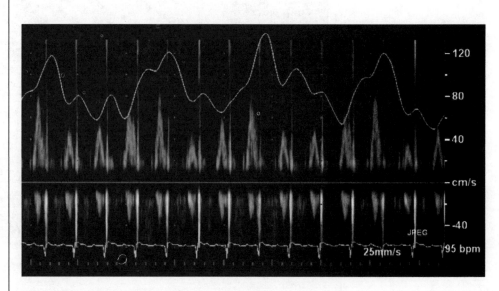

图 9.4 吸气时舒张早期三尖瓣前向血流速度增加。

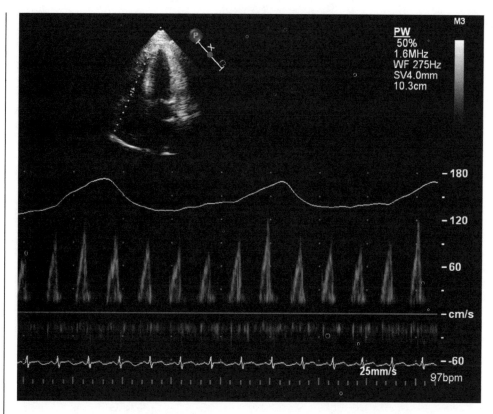

图 9.5　吸气时舒张期三尖瓣前向血流速度加快。有舒张早、晚期波融合(E-A 融合)。

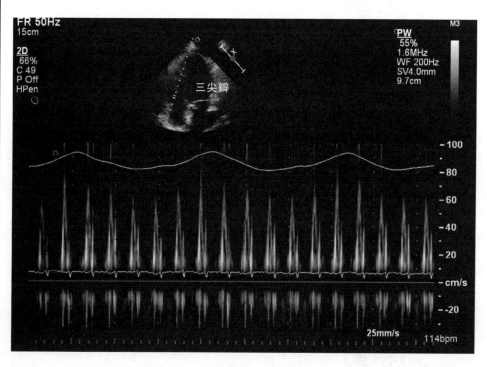

图 9.6　吸气时舒张早期三尖瓣前向血流速度加快。

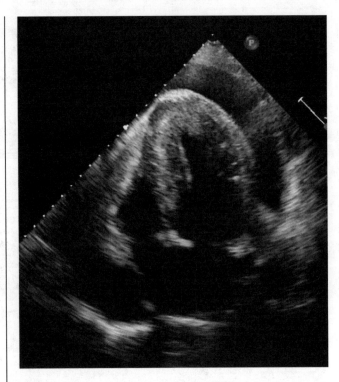

图 9.7　大量心包积液时部分右心房塌陷。

 QR 9.2　心包大量积液，导致右心房塌陷。

 QR 9.3　胸腔和心包积液，伴部分右心房塌陷。

 QR 9.4a　右心房塌陷。

 QR 9.4b　右心房塌陷。

 QR 9.5　部分双心房塌陷。

QR 9.6　在这个视频中没有右心房塌陷。在心包腔的右心室心外膜外可见条状纤维蛋白回声摆动。

QR 9.7a　在心包腔内的纤维蛋白回声。

QR 9.7b　在心包腔内的纤维蛋白回声。

QR 9.8　在心包腔内的纤维蛋白回声。需要多切面区分究竟是心包积液还是胸腔积液。

QR 9.9　超声引导下心包穿刺,术中使用盐水造影显示心包腔。

QR 9.10a　右室游离壁心包部分塌陷。

QR 9.10b　右室游离壁心包部分塌陷。

QR 9.10c　右室游离壁心包部分塌陷。

QR 9.11　主动脉生物瓣置换术后,收缩期右心室壁过度膨出,舒张期动度差。

QR 9.12　一例透析患者的心包积液。

QR 9.13   左心耳和左上肺静脉间隙的心包积液。注意,这不是残存左上腔静脉。

QR 9.14a   Dressler 综合征合并前壁心肌梗死患者的心包积液。

QR 9.14b   Dressler 综合征合并前壁心肌梗死患者的心包积液。

QR 9.15a   大量心包积液合并心脏摆动可在心电图上表现为 QRS 电交替。

QR 9.15b   大量心包积液合并心脏摆动可在心电图上表现为 QRS 电交替。

QR 9.15c   大量心包积液合并心脏摆动可在心电图上表现为 QRS 电交替。

QR 9.15d   大量心包积液合并心脏摆动可在心电图上表现为 QRS 电交替。

QR 9.15e   大量心包积液合并心脏摆动可在心电图上表现为 QRS 电交替。

QR 9.16   位于降主动脉和左心房后壁之间的心包积液。注意,这不是胸腔积液。

QR 9.17   大量胸腔积液延伸至降主动脉。心包积液为少量。

QR 9.18　横膈腹腔侧的大量积液。

QR 9.19　大量心包积液延伸至心包横窦(降主动脉侧)。

QR 9.20　心包横窦的积液。上腔静脉和右肺动脉分支内为盐水造影。

QR 9.21　大量心包积液导致右心室游离壁严重受压。舒张期心室壁几乎无动度。

QR 9.22　右室基底段可疑塌陷,应结合其他切面综合判断。注意,右心房也没有受压,心包积液为少量。

QR 9.23a　胸腔内纤维蛋白渗出。

QR 9.23b　胸腔内纤维蛋白渗出。

QR 9.23c　胸腔内纤维蛋白渗出。

QR 9.23d　胸腔内纤维蛋白渗出。

QR 9.24　胸腔积液延伸至降主动脉后方。这有助于将其与同时存在少量心包积液进行区别(本例患者仅在收缩期存在积液)。

QR 9.25　腹水有可能被误诊为心包囊肿或憩室。

参考文献

Maier HC. Diverticulum of the pericardium with observations on mode of development. *Circulation*. 1957;16:1040–1045.

Cosío FG, Martínez JP, Serrano CM, et al. Abnormal septal motion in cardiac tamponade with pulsus paradoxus. Echocardiographic and hemodynamic observations. *Chest*. 1977;71:787–788. *Pulsus paradoxus may be caused by competition of the ventricles for filling within a relatively rigid pericardial space.*

Fowler NO. Cardiac tamponade. A clinical or an echocardiographic diagnosis? *Circulation*. 1993;87: 1738–1741.

D'Cruz IA, Cohen HC, Prabhu R, et al. Diagnosis of cardiac tamponade by echocardiography: changes in mitral valve motion and ventricular dimensions, with special reference to paradoxical pulse. *Circulation*. 1975;52:460–465.

Settle HP Jr, Engel PJ, Fowler NO, et al. Echocardiographic study of the paradoxical arterial pulse in chronic obstructive lung disease. *Circulation*. 1980;62:1297–1307.

Shekerdemian L, Bohn D. Cardiovascular effects of mechanical ventilation. *Arch Dis Child*. 1999; 80:475–480.

答案:A

心包缩窄

"可以治疗的右心衰竭病因。"

问题

一名心衰症状和体征持续不缓解的患者,考虑存在心包缩窄,下面哪项检查结果,可能不会存在?

A. 静脉压升高

B. Kussmaul 征

C. 心包叩击征

D. "y"下降支变钝

E. 收缩期心尖搏动减弱甚至消失

颈静脉压力曲线中"y"降支变得突出或加深,是心包缩窄的半定量指标。一旦出现,经验丰富者可迅速做出诊断。如果梗阻解除,颈静脉充盈会很快缓解,所以在检查时,医生往往需要眼耳并用。"y"降支一般出现在第二心音之后,但一般与颈动脉触诊不一致("x"降支是同步的)。

心包缩窄的诊断,对临床和超声医生都不是一件简单的事情。对于右心衰反复发作的患者,仍然可能会漏诊。实际上它有比较特异的临床特征。然而,这些特征可能并不常见,因为这毕竟是一个相对少见的疾病,能简便地将其诊断出来的方法并不多。

超声诊断同样具有难度,下面我们将会详细讨论。病情严重的患者临床表现可能比较明显,比如,在站立位时,颈静脉压力足够高,会使得颈静脉持续充盈、怒张。

　　心包叩击音是一种舒张早期较响而短促的额外心音,在蹲位时更为响亮。即便是一个经验不丰富的初学者,也能在听诊时轻易地分辨出有三个心音。右心室快速的舒张期充盈会导致"y"降支变得非常明显。

　　心包缩窄的患者,收缩期可能触诊不到心尖的搏动。Kussmaul 征这个答案可能会让人感到困惑。实际上,Kussmaul 征是心包缩窄一个必要而非充分条件。心包缩窄时,吸气会让颈静脉反常性扩张(正常人吸气时塌陷)。

　　心包填塞的患者在吸气时血压会明显下降, 这种现象被称为 "吸停脉"。Kussmaul 医生也描述过这种现象,但认为用这种体征来描述心包缩窄并不合适。他有自己的理由:虽然触诊摸不到脉搏,但听诊时却能闻及心音。

参考文献　Fowler NO, Engel PJ, Settle HP, et al. The paradox of the paradoxical pulse. Trans Am Clin Climatol Assoc. 1979;90:27–37.

心包缩窄的超声表现

　　钙化的心包重整了心腔内压力随呼吸的变化规律,并且放大了呼吸对两侧心室的不同影响。室间隔的"弹跳征"是呼吸所致的典型改变。静脉图或视频采集过短会影响判断,所以超声检查时应长时间实时观察。一些诱发动作,如深吸气有助于显示这种超声特征。

　　下腔静脉的超声检查有助于发现与颈静脉类似的血流动力学改变。检查过程中,嘱患者深呼气,可在肝静脉中探及反向血流。心包缩窄者,双心房扩大往往比较显著(特异性不高)。这种现象是由于心室充盈压上升所致。经食管超声心动图、CT 或 MRI,可能比常规经胸超声更有助于评估心包厚度。但心包缩窄同样可以发生在心包柔软的情况下,这类患者心包没有增厚,不容易测量。

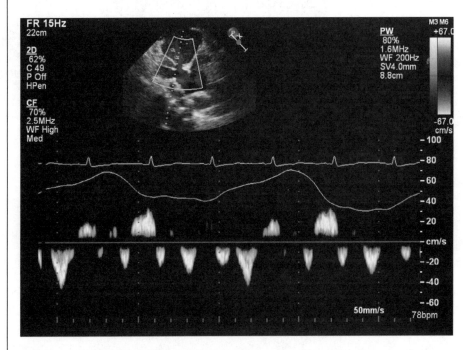

图 9.8　心包缩窄患者呼吸相,肝静脉内反向血流。

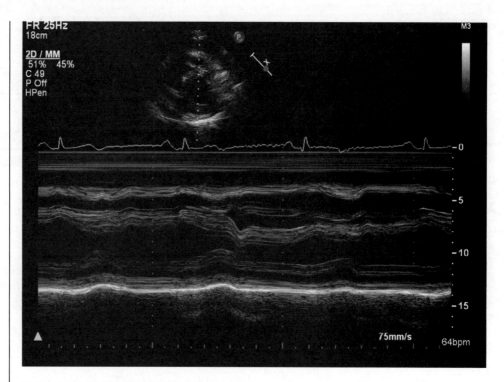

图 9.9 心包缩窄患者室间隔弹跳征。

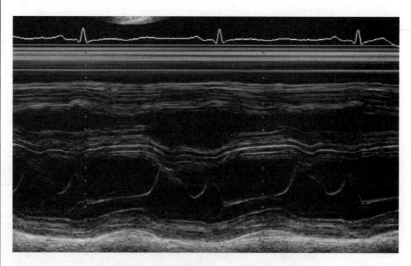

图 9.10 心包缩窄患者室间隔弹跳征。

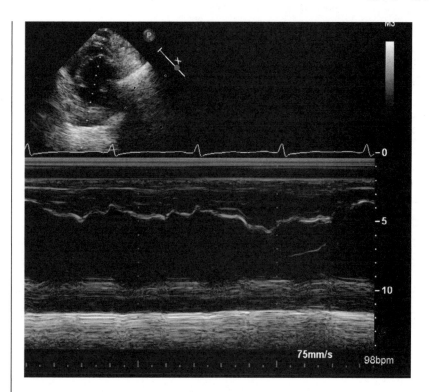

图 9.11 心包缩窄患者室间隔弹跳征。

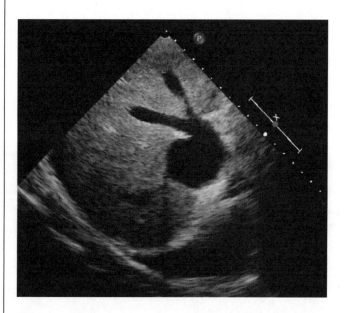

图 9.12 肝静脉"兔头征"。相反,如果没有肝静脉的充盈和下腔静脉扩张,便没有心包缩窄的血流动力学改变。

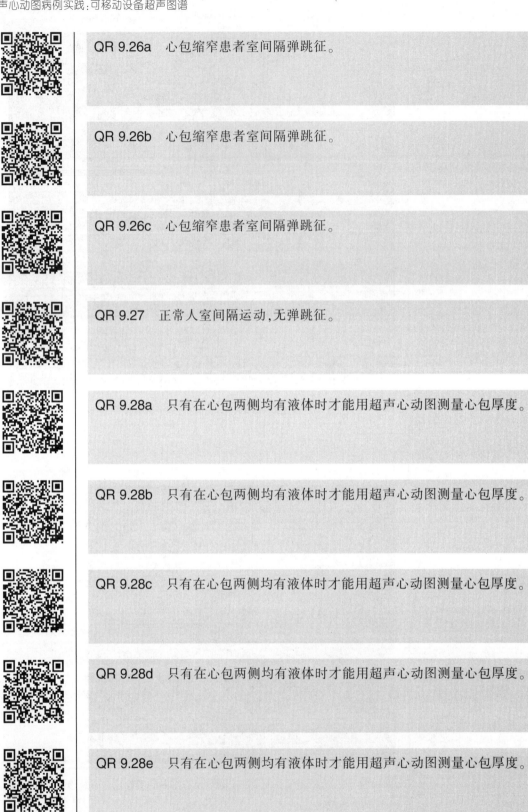

QR 9.26a   心包缩窄患者室间隔弹跳征。

QR 9.26b   心包缩窄患者室间隔弹跳征。

QR 9.26c   心包缩窄患者室间隔弹跳征。

QR 9.27   正常人室间隔运动，无弹跳征。

QR 9.28a   只有在心包两侧均有液体时才能用超声心动图测量心包厚度。

QR 9.28b   只有在心包两侧均有液体时才能用超声心动图测量心包厚度。

QR 9.28c   只有在心包两侧均有液体时才能用超声心动图测量心包厚度。

QR 9.28d   只有在心包两侧均有液体时才能用超声心动图测量心包厚度。

QR 9.28e   只有在心包两侧均有液体时才能用超声心动图测量心包厚度。

QR 9.28f   只有在心包两侧均有液体时才能用超声心动图测量心包厚度。

QR 9.29　增厚的心包因胸腔及心包积液而清晰显示。

QR 9.30　左心室肥厚伴双心房扩大。

QR 9.31a　下腔静脉内径周期性塌陷,提示右心房压正常并排除明显的心包缩窄。

QR 9.31b　下腔静脉内径周期性塌陷,提示右心房压正常并排除明显的心包缩窄。

QR 9.32　肝静脉扩张伴明显逆向血流(蓝色),这一逆向血流出现于心包缩窄患者的呼气相。

QR 9.33a　心包钙化的胸部 X 线表现。

QR 9.33b　心包钙化的胸部 X 线表现。

QR 9.33c　心包钙化的胸部 X 线表现。

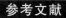
参考文献

Boicourt OW, Nagle RE, Mounsey JP. The clinical significance of systolic retraction of the apical impulse. *Br Heart J.* 1965;27:379–391.

el-Sherif A, el-Said G. Jugular, hepatic, and praecordial pulsations in constrictive pericarditis. *Br Heart J.* 1971;33:305–312.

Dal-Bianco JP, Sengupta PP, Mookadam F, et al. Role of echocardiography in the diagnosis of constrictive pericarditis. *J Am Soc Echocardiogr.* 2009;22:24–33. *The combination of exaggerated interventricular interdependence, relatively preserved left ventricular longitudinal deformation, and attenuated circumferential deformation is diagnostic.*

Ling LH, Oh JK, Tei C, et al. Pericardial thickness measured with transesophageal echocardiography: feasibility and potential clinical usefulness. *J Am Coll Cardiol.* 1997;29:1317.

Oh JK, Tajik AJ, Appleton CP, et al. Preload reduction to unmask the characteristic Doppler features of constrictive pericarditis. A new observation. *Circulation*. 1997;95:796. *When the respiratory variation in Doppler mitral E velocity is blunted or absent during the evaluation of suspected constrictive pericarditis, repeat Doppler recording of mitral flow velocities after maneuvers to decrease preload is recommended to unmask the characteristic respiratory variation in mitral E velocity.*

Ha JW, Oh JK, Ling LH, et al. Annulus paradoxus: transmitral flow velocity to mitral annular velocity ratio is inversely proportional to pulmonary capillary wedge pressure in patients with constrictive pericarditis. *Circulation*. 2001;104:976. *The lateral expansion of the heart is limited by constricting pericardium, resulting in exaggerated longitudinal motion of the mitral annulus. The more severe the constriction, the more accentuated is the longitudinal motion.*

Sengupta PP, Mohan JC, Mehta V, et al. Accuracy and pitfalls of early diastolic motion of the mitral annulus for diagnosing constrictive pericarditis by tissue Doppler imaging. *Am J Cardiol*. 2004;93: 886–890. *Mitral annular velocities help with diagnosis and differentiation of constrictive pericarditis in most cases, except in the presence of extensive annular calcification, left ventricular systolic dysfunction, or segmental nonuniformity in myocardial velocities.*

Rajagopalan N, Garcia MJ, Rodriguez L, et al. Comparison of new Doppler echocardiographic methods to differentiate constrictive pericardial heart disease and restrictive cardiomyopathy. *Am J Cardiol*. 2001;87:86. *Respiratory variation in the mitral inflow peak early velocity of ≥10% predicted constrictive pericarditis with 84% sensitivity and 91% specificity. Variation in the pulmonary venous peak diastolic flow velocity of ≥18% distinguished constriction with 79% sensitivity and 91% specificity. Using tissue Doppler echocardiography, a peak early velocity of longitudinal expansion of ≥8.0 cm/s differentiated patients with constriction from restriction with 89% sensitivity and 100% specificity. A slope of ≥100 cm/s for the first aliasing contour in color M-mode flow propagation predicted patients with constriction with 74% sensitivity and 91% specificity.*

Sengupta PP, Krishnamoorthy VK, Abhayaratna WP, et al. Disparate patterns of left ventricular mechanics differentiate constrictive pericarditis from restrictive cardiomyopathy. *JACC Cardiovasc Imaging*. 2008;1:29 –38. *Deformation of the left ventricle is constrained in the circumferential direction in constriction, and in the longitudinal direction in restriction. Subsequent early diastolic recoil is also attenuated in each of the two directions, respectively, uniquely differentiating the abnormal diastolic restoration mechanics of these two entities.*

Verhaert D, Gabriel RS, Johnston D, et al. The role of multimodality imaging in the management of pericardial disease. *Circ Cardiovasc Imaging*. 2010;3:333–343.

答案:D

心包炎

术语"摩擦音",指的是来回刮擦形成的声音。

问题

以下关于心包摩擦音的说法,哪一条是错误的?

A. 大部分是双期

B. 少数是单期的,与杂音相似

C. 听诊特征多变

D. 摩擦音持续时间短,易消失

仔细反复听诊,可以发现大部分心包摩擦音是三期相的,吸气时增强。可以在心房收缩期、心室收缩期以及舒张早期(与心脏超声显示的二尖瓣早期前向血流一致)听到。最佳听诊部位在胸骨左缘中部(由心包胸骨韧带传导,且该部位心包与胸壁直接接触)。

● **小贴士**　心包摩擦音的三期成分在心率慢时更容易听到, 但轻微运动可使摩擦音增强。屏住呼吸可使声音更加明显,这一特征还能排除胸膜摩擦音。

患者前倾或趴下,可使摩擦音更清晰。心包摩擦可能非常微弱。听诊技巧包括让患者前倾,用肘部支撑胸部。更加舒适的方法是让患者站立、前倾,将肘部支撑于桌子或台面上——站立弯曲位。这一体位类似直立运动试验,可能使患者心率加快。

心包摩擦音曾被描述如下:

刮擦声:与你刮擦头部三次时所听到的声音非常相似。

皮革声:像坐在新马鞍上所发出的声音。

嘎吱声:像踩在新积的雪上发出的声音。

表浅的声音:听起来像是从听诊器中间传来的声音,而不是从听诊器与胸壁接触处传来。

胸膜心包摩擦音:Means-Lerman 刮擦音是甲亢患者由于高动力状态下心包与胸膜摩擦所产生的收缩期声音。与心包摩擦音的收缩期成分相似。

QR 9.34　胸膜心包纤维蛋白渗出。胸腔积液伴胸膜间隙纤维蛋白渗出,黏附于心包表面。这一特征性的超声心动图表现容易被误诊为大量心包积液。

参考文献

Weiss A, Luisada AA. The friction rubs of pericarditis. *Chest.* 1971;60:491–493.

Tingle LE, Molina D, Calvert CW. Acute pericarditis. *Am Fam Physician.* 2007;76:1509–1514.

Sodeman WA. Acute pericarditis: its role in diagnostic interpretation. *Chest.* 1970;57:477–479.

答案:A

心包炎治疗

"疗程不足容易导致心包炎反复发作。"

● **坏消息**　类固醇激素用于治疗复发性心包炎,可能导致激素依赖。

● **好消息**　秋水仙碱优于大剂量类固醇激素。

参考文献

Adler Y, Finkelstein Y, Guindo J, et al. Colchicine treatment for recurrent pericarditis. A decade of experience. *Circulation*. 1998;97:2183–2185.

Imazio M, Brucato A, Cumetti D, et al. Corticosteroids for recurrent pericarditis: high versus low doses: a nonrandomized observation. *Circulation*. 2008;118:667–671.

Imazio M, Bobbio M, Cecchi E, et al. Colchicine as first-choice therapy for recurrent pericarditis: results of the CORE (COlchicine for REcurrent pericarditis) trial. *Arch Intern Med*. 2005;165: 1987–1991.

Imazio M, Bobbio M, Cecchi E, et al. Colchicine in addition to conventional therapy for acute pericarditis: results of the COlchicine for acute PEricarditis (COPE) trial. *Circulation*. 2005;112:2012–2016.

Imazio M, Brucato A, Ferrazzi P, et al; COPPS Investigators. Colchicine reduces postoperative atrial fibrillation: results of the Colchicine for the Prevention of the Postpericardiotomy Syndrome (COPPS) atrial fibrillation substudy. *Circulation*. 2011;124:2290–2295.

答案:A

系统性红斑狼疮

问题

系统性红斑狼疮(SLE)患者最容易出现以下哪一项超声心动图的异常表现?

A. 三尖瓣反流速度

B. 左心室壁运动

C. Lambl 赘生物

D. Libman–Sacks 赘生物

E. 心包积液

Libman–Sacks 赘生物指的是一种无菌性赘生物,是 SLE 的特征性表现,但较心包积液少见。TEE 在该病的诊断中更加敏感。心包积液在 SLE 中较常见,是由狼疮活动致浆膜腔炎症所致。还可能出现胸腔积液、肺动脉高压和早发性冠心病。

参考文献

Roman MJ, Salmon JE. Cardiovascular manifestations of rheumatologic diseases. *Circulation*. 2007; 116:2346–2355.

Knockaert DC. Cardiac involvement in systemic inflammatory diseases. *Eur Heart J*. 2007;28:1797–1804.

答案:E

舒张功能

舒张功能障碍的傻瓜问题

问题 下列舒张功能障碍按照进行性加重的顺序排列,哪一项是错误的?

A. 左心室主动舒张抽吸

B. 左心室松弛受损

C. 左心房压力升高

D. 二尖瓣血流频谱假性正常化

E. 左心室充盈受损

F. 我没有线索,但感觉这个顺序是正确的

问题 老年患者出现心力衰竭,左心室收缩功能正常。下列哪一项是错误的?

A. 舒张功能是一门有专门教材和指南的完整学科

B. 舒张功能可演变迅速:舒张功能障碍可发展至急性肺水肿

C. 舒张功能是很难理解的

D. 预后良好

问题 一位中年患者被安排行超声心动图检查,以评估最近发生的气促。下列哪个超声心动图征象最难解释临床症状?

A. 重度主动脉狭窄

B. 二尖瓣关闭不全,收缩期血流反流入肺静脉

C. 左心室严重扩张,左室壁搏幅弥漫性减低

D. 重度肺动脉高压

E. 心包填塞

F. 舒张期左心房对二尖瓣前向血流贡献增多

评价左心室舒张功能并非易事,因为它并不简单。

人们通常使用以下(简化过的)方法来识别两种舒张异常:松弛功能受损和充盈压升高。

第一个问题答案:F

175

第二个问题答案:D

第三个问题答案:显而易见是 F(这部分为舒张功能章节)

参考文献　Mandinov L, Eberli FR, Seiler C, et al. Diastolic heart failure. *Cardiovasc Res.* 2000;45:813–825.

心脏舒张松弛受损

　　衰老的过程(随着疾病如高血压,阻塞性睡眠呼吸暂停综合征和糖尿病)可以导致舒张早期左心室松弛缓慢。最初,这只是一种代偿机制,而不是一种疾病或功能紊乱。患者可以从无症状、逐渐变得呼吸急促到可能会出现充血性心力衰竭。

　　舒张早期左房压、左房平均楔压最初是正常的。当这种代偿机制失调时,左心房压力开始升高。例如,突发的房颤使心房收缩功能丧失并伴有心率增快,可表现为心悸,随后出现呼吸困难,或者在某些情况下发生肺水肿。

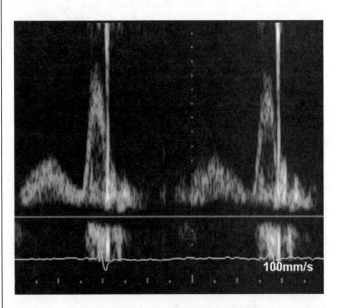

图 10.1　左心室松弛受损的二尖瓣血流频谱。

二尖瓣血流模式

"一直都在主动抽吸。"

　　由于舒张期左室迅速充盈,年轻健康者的正常二尖瓣血流频谱是瞬时、短暂的。这个过程中起主导作用的是左心室主动抽吸作用。随着左心室的充盈,左心房压力下降。

　　由于左心室松弛受损,左心房对左心室充盈的贡献比例越来越大,多普勒超声显示舒张早期二尖瓣血流出现轻微的延迟(左心室等容舒张时间延长)。舒张早期血流速度低,左心室充盈延迟,更多比例的充盈血液来自舒张晚期。

　　二尖瓣前向血流减速时间延长,舒张中期血流持续充盈左心室(失去心肌休息期)。

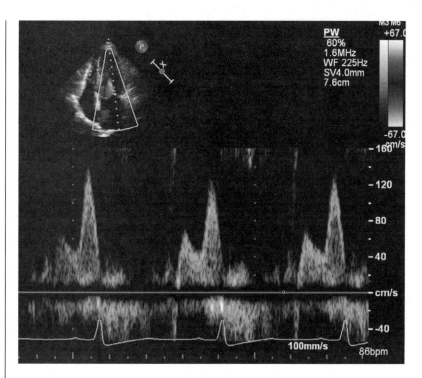

图 10.2 左心房收缩期二尖瓣血流速度明显增快。

参考文献 Ommen SR, Nishimura RA. A clinical approach to the assessment of left ventricular diastolic function by Doppler echocardiography: update 2003. *Heart.* 2003;89(Suppl 3):iii18–iii23.

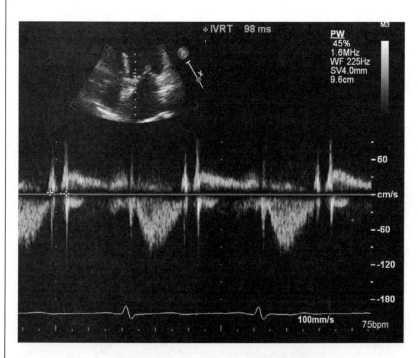

图 10.3 当等容舒张时间特别长或特别短时,对床旁超声最有价值。

参考文献 Scalia GM, Greenberg NL, McCarthy PM, et al. Noninvasive assessment of the ventricular relaxation time constant (tau) in humans by Doppler echocardiography. *Circulation.* 1997;95:151–155. *IVRT duration represents the physiological summation of diastolic myocardial function and the degree of preload compensation.*

Carroll JD, Hess OM, Hirzel HO, et al. Exercise-induced ischemia: the influence of altered relaxation on early diastolic pressures. *Circulation*. 1983;67:521–8. *During exercise there is a significant increase in cardiac output while maintaining normal diastolic pressures. During exercise-induced ischemia there is a dramatic rise in early diastolic pressures.*

Redfield MM, Jacobsen SJ, Burnett JC Jr, et al. Burden of systolic and diastolic ventricular dysfunction in the community: appreciating the scope of the heart failure epidemic. *JAMA*. 2003;289:194–202. *Figure 1 in this classic article presents the composite echocardiographic Doppler evaluation and classification of diastolic function.*

呼吸困难

"变吸为推。"

　　心肌松弛功能一旦受损就不会再恢复正常。左心房的血液由逐渐增加的左心房压力推到左心室。由于左心房压力增高对肺静脉血流的不利影响,临床的代价就是呼吸困难。超声心动图频谱形态可能表现为误导性的假性正常化。

限制性充盈障碍

　　左室壁为了应对不断增加的压力而出现缺血、肥厚或扩张。严重左心室收缩功能降低导致左房压升高。左房压升高,左心室舒张期充盈灌注重新回到舒张早期,但被迅速升高的左心室压力切断,所以二尖瓣舒张期血流快速流入、快速停止。舒张晚期左心室压力增高,最大程度限制了左心房对左心室的进一步充盈。

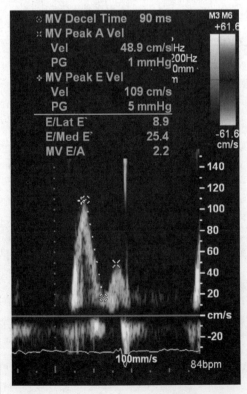

图 10.4　舒张早期二尖瓣血流速度和二尖瓣瓣环组织多普勒速度的 E/E′ 比值在临床上非常有价值。它与左心室充盈压相关。

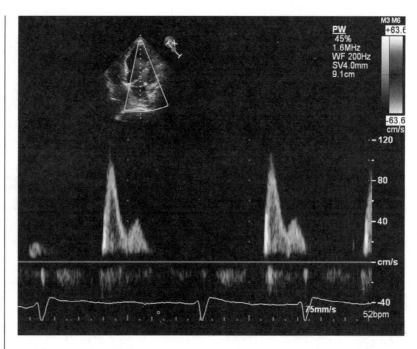

图 10.5 二尖瓣减速时间缩短。

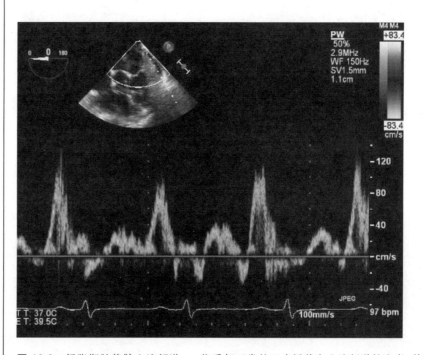

图 10.6 舒张期肺静脉血流频谱。一位看似正常的二尖瓣前向血流频谱的患者，其肺静脉血流频谱表明左心室松弛其实是不正常的。

参考文献　Keren G, Sherez J, Megidish R, et al. Pulmonary venous flow pattern—its relationship to cardiac dynamics. A pulsed Doppler echocardiographic study. *Circulation.* 1985;71:1105–1112.

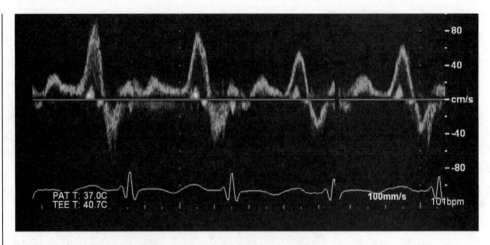

图 10.7 舒张期肺静脉血流频谱。左心房压力升高。

QR 10.1a 舒张期右肺静脉血流。

QR 10.1b 舒张期右肺静脉血流。

参考文献

Nagueh SF, Appleton CP, Gillebert TC, et al. Recommendations for the evaluation of left ventricular diastolic function by echocardiography. *Eur J Echocardiogr.* 2009;10:165–193.

Ommen SR, Nishimura RA, Appleton CP, et al. Clinical utility of Doppler echocardiography and tissue Doppler imaging in the estimation of left ventricular filling pressures: a comparative simultaneous Doppler-catheterization study. *Circulation.* 2000;102:1788–1794. *Mean left ventricular diastolic pressure was normal with E/E' less than 8; and elevated with E/E' greater than 15.*

Sohn DW, Kim YJ, Kim HC, et al. Evaluation of left ventricular diastolic function when mitral E and A waves are completely fused: role of assessing mitral annulus velocity. *J Am Soc Echocardiogr.* 1999;12:203–208. *A single diastolic mitral inflow wave (E-A fusion) is common in atrial fibrillation, which in turn, is common in diastolic dysfunction.*

Nagueh SF, Mikati I, Kopelen HA, et al. Doppler estimation of left ventricular filling pressure in sinus tachycardia. A new application of tissue Doppler imaging. *Circulation.* 1998;98:1644–1650. *The early diastolic mitral annulus velocity behaves as a relative load-independent index of left ventricular relaxation, which corrects the influence of relaxation on the transmitral E velocity; even in sinus tachycardia with complete merging of E and A velocities.*

看似矛盾的第三心音奔马律

年轻患者听诊可能会有正常第三心音奔马律。失代偿性心衰患者有相同的第三心音奔马律,但心率增快。在这两种情况下,多普勒都显示舒张早期二尖瓣血流突然停止,不同的是,后者的左心室舒张末压是升高的。

参考文献 Van de Werf F, Geboers J, Kesteloot H, et al. The mechanism of disappearance of the physiologic third heart sound with age. *Circulation.* 1986;73:877-84.

左心房大小和升高的充盈压

长期舒张功能障碍导致左心房增大,左心房增大表明之前左室充盈压升高,而左心房扩大对当前的心脏状况没有帮助。

严肃的问题 **嫁给一个戴着耳环的男人的两个理由是什么?**

A. 他经历了疼痛

B. 他买了珠宝

同样的,扩张的左心房只能表明在过去的某些时候左心房经历压力升高的"痛苦",目前左心房的压力水平由多普勒来测定。

临床经验(所谓金科玉律):左心房大小正常表示之前没有被拉伸过。

评估左心房大小的影像经验:左心房扩大需引起高度重视。越是细微的情况越是需要更精细的测量。左心房容积是一个比左心房直径或面积更准确地反应长期状况的"测量指标";年龄因素也要考虑在内,年轻人应该有"年轻的(大小正常)"心房,老年人左心房扩大十分常见;体型大小也必须考虑在内,可通过用体表面积标化的左心房大小来表示。

参考文献 Abhayaratna WP, Seward JB, Appleton CP, et al. Left atrial size: physiologic determinants and clinical applications. *J Am Coll Cardiol.* 2006;47:2357-2363.

Cameli M, Lisi M, Righini FM, et al. Novel echocardiographic techniques to assess left atrial size, anatomy and function. *Cardiovasc Ultrasound.* 2012;10:4.

收缩-舒张功能不匹配

左心室收缩功能下降,提示必然有一定程度的舒张功能障碍。

● **有利的一面**　严重收缩功能障碍与限制充盈模式有关。在这种情况下更好的二尖瓣血流频谱提示其心脏功能比预想的要好,而且临床预后也会更好。

● **不利的一面**　轻到中度的收缩功能障碍与松弛功能障碍的充盈模式相关。在这种情况下限制性充盈类型与收缩功能受损程度不相适应。它表明容量负荷过重,并且可以解释呼吸困难这一症状,必要时应该使用利尿剂和(或)其他降压药进行治疗。事先给予硝酸甘油扩张静脉比运动更能减少左心房压力以及减少或改善后续运动导致的呼吸困难。

Fabry 病

这是一种罕见但可治疗的 α-半乳糖苷酶缺乏的遗传性疾病。这种酶的缺乏可能被治愈。如果它被误诊为肥厚型心肌病所导致的症状性舒张功能障碍,可能导致本来可以通过药物进行有效治疗的患者,却被进行不适当的有创治疗,例如室间隔酒精消融,或者外科室间隔切除术。

参考文献

Sachdev B, Takenaka T, Teraguchi H, et al. Prevalence of Anderson-Fabry disease in male patients with late onset hypertrophic cardiomyopathy. *Circulation.* 2002;105:1407–1411.

Nakao S, Takenaka T, Maeda M, et al. An atypical variant of Fabry's disease in men with left ventricular hypertrophy. *N Engl J Med* 1995;333:288–293.

Desnick RJ, Blieden LC, Sharp HL, et al. Cardiac valvular anomalies in Fabry disease: clinical, morphologic, and biochemical studies. *Circulation* 1976;54:818–825.

Pieroni M, Chimenti C, Ricci R, et al. Early detection of Fabry cardiomyopathy by tissue Doppler imaging. *Circulation* 2003:107:1978–1984.

Manson AL, Nudelman SP, Hagley MT, et al. Relationship of the third heart sound to transmitral flow velocity deceleration. *Circulation.* 1995;92:388–394.

评价舒张功能的心前区检查

"体格检查和超声所见协调"

　　响亮的房性第四心音奔马律和(或)多普勒上明显的二尖瓣心房充盈波可能较易观察到。缩窄性心包炎和重度三尖瓣反流时可出现心前区搏动收缩期回缩。肥厚型心肌病的"三联征"不管在超声检查还是在体格检查中都是特征性的表现。

参考文献

Mounsey P. Precordial pulsations in relation to cardiac movement and sounds. *Br Heart J.* 1959;21:457–469. *See Figure 7. Severe left ventricular hypertrophy was associated with severe right atrial enlargement and a palpable right atrial beat. Echocardiography in the very elderly frequently shows severe left ventricular hypertrophy in association with severe tricuspid regurgitation.*

Mounsey P. Praecordial pulsations in health and disease. *Postgrad Med J.* 1968;44:134–139.

Mounsey P. The value of praecordial pulsations in the diagnosis of heart disease. *Postgrad Med J.* 1968;44:81–5. *By placing the whole palm of the hand on the chest-the examiner can imagine holding the surface of the heart in their hand.*

Shindler D. Post-it apexcardiography. *N Engl J Med.* 2004;351:1364. *A simple bedside examination technique can be used to reconcile tactile with visual diagnosis of a "triple ripple".*

瓦氏动作

"减少静脉回流能揭示舒张功能不全。"

　　这种容易被误解、较痛苦并且极少实施的瓦氏动作,目的是为了改变回流入左心房的静脉血量(减少前负荷)。它必须按正确的方法进行。患者紧闭声门(不需要深呼吸)、收缩膈肌并屏住呼吸。同时,将探头置于心尖位置应用脉冲多普勒将取样点放在二尖瓣瓣尖处,获取前向血流频谱。在瓦氏动作张力期,左心房压力下降,二尖瓣前向血流频谱也可能发生改变。瓦氏动作对血压的影响可应用于床旁收缩性心力衰竭。

参考文献

Robertson D, Stevens RM, Friesinger GC, et al. The effect of the Valsalva maneuver on echocardiographic dimensions in man. *Circulation.* 1977;55:596–602.

Parisi AF, Harrington JJ, Askenazi J, et al. Echocardiographic evaluation of the Valsalva maneuver in healthy subjects and patients with and without heart failure. *Circulation.* 1976;54:921–927.

抬腿实验

　　在超声心动图检查时,抬高患者下肢会起到相反的作用。静脉回流(前负荷)会增加。抬腿实验亦可能诱发反射性心动过缓,进而影响二尖瓣前向血流频谱的形态。

参考文献

Pozzoli M, Traversi E, Cioffi G, et al. Loading manipulations improve the prognostic value of Doppler evaluation of mitral flow in patients with chronic heart failure. *Circulation.* 1997;95:1222–1230.

Sato A, Koike A, Koyama Y, et al. Effects of posture on left ventricular diastolic filling during exercise. *Med Sci Sports Exerc.* 1999;3:1564–1569.

Percy RF, Conetta DA. Comparison of velocity and volumetric indexes of left ventricular filling during increased heart rate with exercise and amyl nitrite. *J Am Soc Echocardiogr.* 1994;7:388–393.

Lembo NJ, Dell'Italia LJ, Crawford MH, et al. Diagnosis of left-sided regurgitant murmurs by transient arterial occlusion: a new maneuver using blood pressure cuffs. *Ann Intern Med.* 1986;105:368–370. *Bedside maneuver: Transient arterial occlusion of both arms with blood pressure cuffs (inflated to 20 to 40 mm Hg above systolic pressure for 20 seconds) augments the intensity of the diastolic murmur of aortic regurgitation; as well as the intensity of systolic murmurs in mitral regurgitation and ventricular septal defect.*

组织多普勒 E' 峰的速度

"E'峰反映松弛抽吸力,E 峰反映推力。"

　　一旦二尖瓣瓣环舒张早期组织多普勒速度降低,它就不可能再回到正常值,E' 降低是永久性的,所以组织多普勒不会有假性正常化。二尖瓣前向血流 E 峰的速度可能会随着负荷情况的变化而改变,但 E/E'的比值不会改变,这一点对评估舒张功能很有用。左房压在床旁可以通过检查患者是否有颈静脉扩张、肝颈静脉回流征、心房第四心音奔马律、四肢水肿以及肺淤血(可通过查看胸片和心房尿钠肽水平)来估测。

参考文献

Kasner M, Westermann D, Steendijk P, et al. Utility of Doppler echocardiography and tissue Doppler imaging in the estimation of diastolic function in heart failure with normal ejection fraction: a comparative Doppler-conductance catheterization study. *Circulation.* 2007;116:637–647.

肺静脉血流频谱形态

问题

　　肺静脉汇入左房的血流频谱形态与颈静脉的血流频谱形态类似。下列哪个颈静脉频谱波不同于对应的肺静脉频谱波?

A. a 波

B. x 降低

C. x'降低

D. v 波

E. y 降低

QR 10.2a　正常收缩期肺静脉血流。

QR 10.2b　正常收缩期肺静脉血流。

QR 10.2c　正常收缩期肺静脉血流。

QR 10.3　舒张期肺静脉血流频谱。

QR 10.4a　舒张期肺静脉血流。左心房压力升高。

QR 10.4b　舒张期肺静脉血流。左心房压力升高。

QR 10.4c　舒张期肺静脉血流。左心房压力升高。

QR 10.4d　舒张期肺静脉血流。左心房压力升高。

QR 10.5a　心尖四腔心切面右侧和左侧的肺静脉。左侧肺静脉不应与二尖瓣反流相混淆。

QR 10.5b　心尖四腔心切面右侧和左侧的肺静脉。左侧肺静脉不应与二尖瓣反流相混淆。

QR 10.6　并非总是清晰显示的汇入左房的肺静脉血流。

参考文献

Braunwald E, Morrow AG. Origin of heart sounds as elucidated by analysis of the sequence of cardiodynamic events. *Circulation.* 1958;18:971–974. See Figure 1 in the article.

Pyhel HJ, Stewart J, Tavel ME. Clinical assessment of calibrated jugular pulse recording. *Br Heart J.* 1978;40:297–302. *Excellent discussion section.*

Constant J. Jugular wave recognition breakthrough: X' descent vs the X descent and trough. *Chest.* 2000;118:1788–1791. *The easiest way to recognize jugular waves at the bedside is by timing descents as being either systolic or diastolic according to their relation to either the patient's pulse or heart sounds.*

答案:D(二尖瓣重度反流时除外)

Tei 指数的临床应用

Tei 指数也被称为心肌做功指数（MPI）。作为多普勒衍生的心肌做功指数，MPI 是整合了收缩期与舒张期心肌做功的一种测量方法。临床上在心力衰竭和冠心病中较常用。

参考文献

Parthenakis FI, Kanakaraki MK, Kanoupakis EM, et al. Value of Doppler index combining systolic and diastolic myocardial performance in predicting cardiopulmonary exercise capacity in patients with congestive heart failure: effects of dobutamine. *Chest.* 2002;121:1935–1941. *MPI correlates inversely with LV performance, reflects disease severity, and is a useful complimentary variable in the assessment of cardiopulmonary exercise performance in patients with heart failure.*

Bruch C, Schmermund A, Marin D, et al. Tei-index in patients with mild-to-moderate congestive heart failure. *Eur Heart J.* 2000;21:1888–1895. *This is a sensitive indicator of overall cardiac dysfunction in patients with mild-to-moderate congestive heart failure.*

Al-Mukhaini M, Argentin S, Morin JF, et al. Myocardial performance index as predictor of adverse outcomes following mitral valve surgery. *Eur J Echocardiogr.* 2003;4:128–134. *MPI is a useful predictor of increased risk of peri-operative death or congestive heart failure, in patients with moderate-severe mitral regurgitation undergoing corrective mitral valve surgery. In conjunction with left ventricular ejection fraction, it may be helpful in the pre-operative prognostication of these patients.*

Kato M, Dote K, Sasaki S, et al. Myocardial performance index for assessment of left ventricular outcome in successfully recanalised anterior myocardial infarction. *Heart.* 2005;91:583–588. *MPI can predict the left ventricular functional outcome after early successful recanalization of a patient's first anterior acute MI.*

心内血容量

"过多或过少?"

问题

一位创伤患者在急诊科做超声筛查,下列哪种情况是错误的?

A. 不需要让患者处于左侧卧位仍可能获得心尖图像

B. 正常大小的右心室在非标准切面可能会被误认为是扩大的

C. 从两个不同的声窗图像显示心腔大小更能代表真实情况

D. 短轴切面应该是椭圆的

E. 经食管超声心动图评价室壁运动的分辨率更高

胸骨旁的超声图像常常需要患者处于左侧卧位。经食管超声心动图尽管有更高的分辨率,但它可能不能提供真正的左室心尖信息。短轴切面应该是圆的,而不是椭圆的。

QR 10.7a 左室心腔闭塞。

QR 10.7b 左室心腔闭塞。

答案:D(应该按照 C 答案来操作,从而避免答案 B 的情形)

心室扭转

随着超声心动图的方法例如组织多普勒和应变越来越被人们熟知,我们对于左室功能的理解也越来越精细。

左室扭转:

收缩期左室就像拧毛巾一样进行旋转。

舒张期进行解旋,从而有了舒张期的抽吸作用。

左心心尖室壁瘤以及右室心尖部起搏会影响扭转。

参考文献

Esch BT, Warburton DE. Left ventricular torsion and recoil: implications for exercise performance and cardiovascular disease. *J Appl Physiol.* 2009;106:362–369.

Bethell HJ, Nixon PG. Examination of the heart in supine and left lateral positions. *Br Heart J.* 1973;35:902–907. *Technical validation of physical findings obtained in the left lateral decubitus position. The atrial gallop of diastolic dysfunction can be heard and palpated in this position.*

Greenbaum RA, Ho SY, Gibson DG, et al. Left ventricular fibre architecture in man. *Br Heart J.* 1981;45:248–263.

Nakatani S. Left ventricular rotation and twist: why should we learn? *J Cardiovasc Ultrasound.* 2011; 19:1–6.

Zaglavara T, Pillay T, Karvounis H, et al. Detection of myocardial viability by dobutamine stress echocardiography: incremental value of diastolic wall thickness measurement. *Heart.* 2005;91:613–617. *Measurement of diastolic left ventricular wall thickness helps predict myocardial viability.*

Derumeaux G, Ovize M, Loufoua J, et al. Assessment of nonuniformity of transmural myocardial velocities by color-coded tissue Doppler imaging: characterization of normal, ischemic, and stunned myocardium. *Circulation.* 2000;101:1390–1395.

Steeds RP. Echocardiography: frontier imaging in cardiology. *Br J Radiol.* 2011;84:S237–S245.

第11章

心律失常和神经系统疾病

左心耳

正常的左心耳均存在双向血流。窦性心律下,随着心房收缩,左心耳有一次快速排空,随后进入左心耳充盈时相。据报道,正常左心耳的排空速度是(46±18)cm/s,充盈速度约(46±17)cm/s。左心耳排空和充盈持续时间不同,对于不同患者而言,充盈和排空的速度也是不同的。

心房颤动时,左心耳的排空和充盈速度逐渐降低到难以测量的程度。左心房的大小、左心室的收缩和舒张功能、瓣膜反流的存在和严重性,可能是其病因。房扑(只要左心耳的机械功能保留)时,左心耳的排空和充盈速度变化较大。

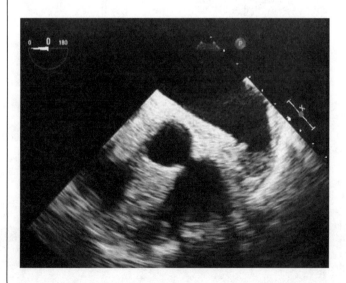

图 11.1 左心耳血栓。

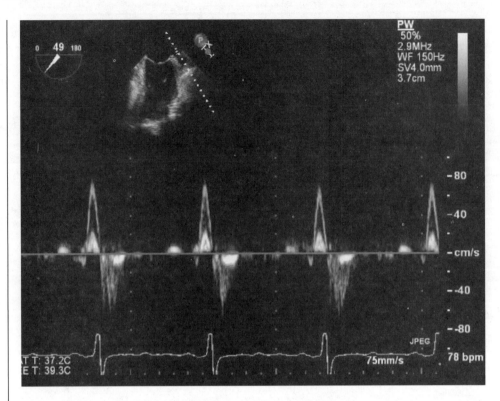

图 11.2　正常左心耳——随着心房收缩排空，随着左心室收缩充盈。

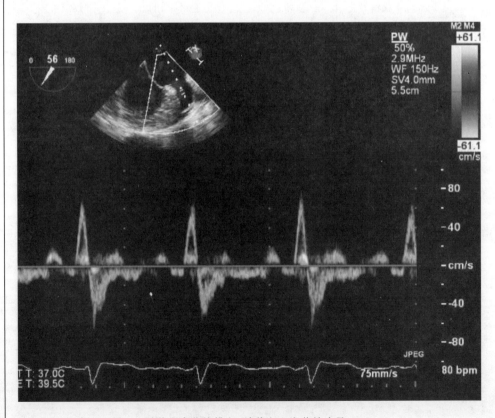

图 11.3　正常左心耳——随着心房收缩排空，随着左心室收缩充盈。

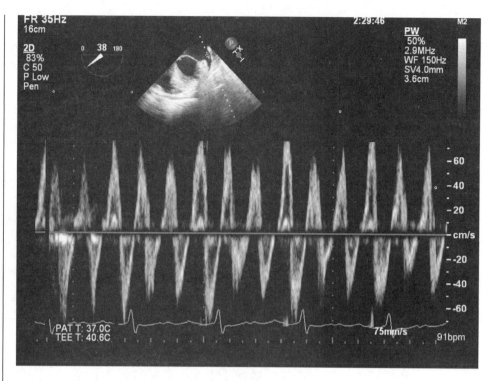

图 11.4　多普勒显示心房扑动时左心耳血流速度仍然较快。

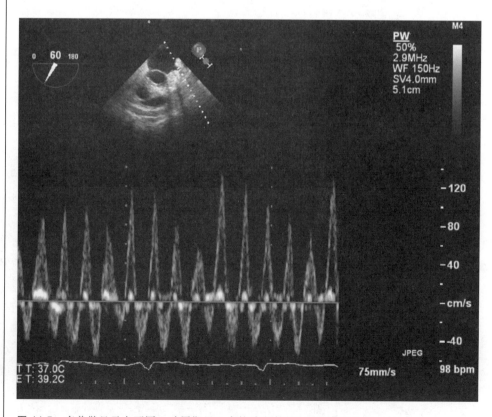

图 11.5　多普勒显示在不同心动周期里心房扑动患者左心耳的高速血流。

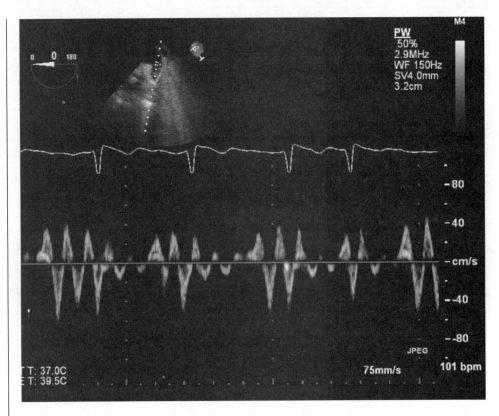

图 11.6　心房扑动伴心房颤动患者的左心耳多普勒血流图。

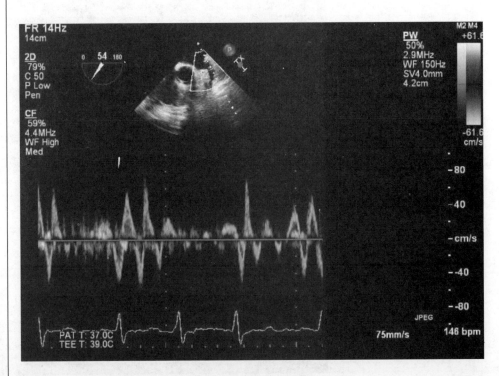

图 11.7　心房扑动伴心房颤动患者的左心耳多普勒血流图。

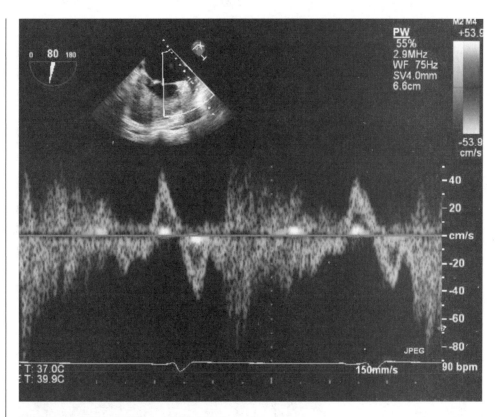

图 11.8 二尖瓣反流影响左心耳流入血流。

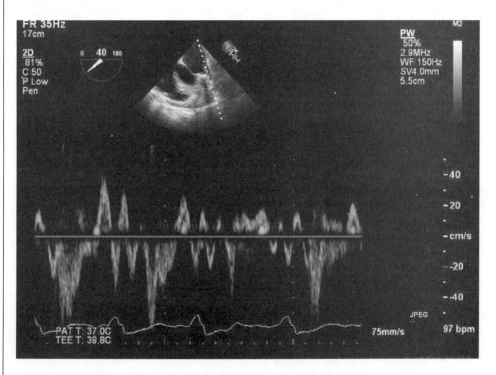

图 11.9 二尖瓣反流影响左心耳流入血流。

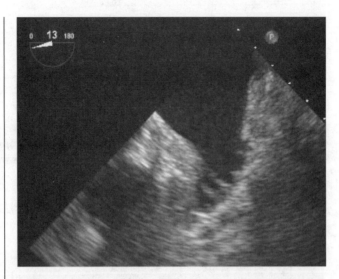

图 11.10　左心耳正常的肌小梁。

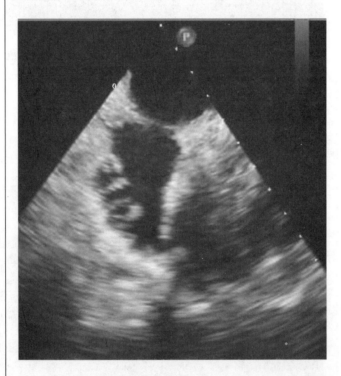

图 11.11　左心耳正常的肌小梁。

参考文献

Chue CD, de Giovanni J, Steeds RP. The role of echocardiography in percutaneous left atrial appendage occlusion. *Eur J Echocardiogr*. 2011;12:i3–i10.

Nucifora G, Faletra FF, Regoli F, et al. Evaluation of the left atrial appendage with real-time 3-dimensional transesophageal echocardiography: implications for catheter-based left atrial appendage closure. *Circ Cardiovasc Imaging*. 2011;4:514–523.

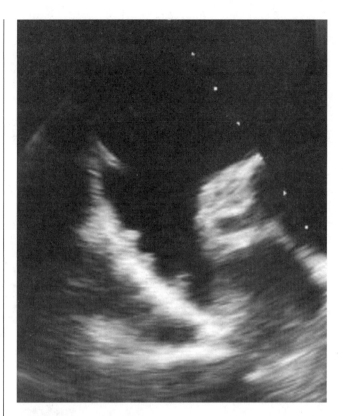

图 11.12　左心耳正常的肌小梁。

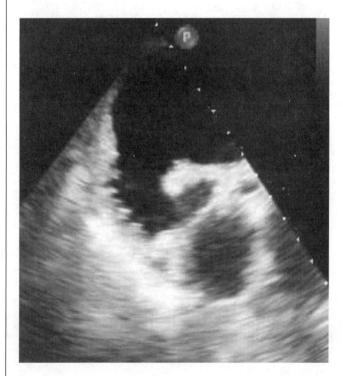

图 11.13　左心耳正常的肌小梁。

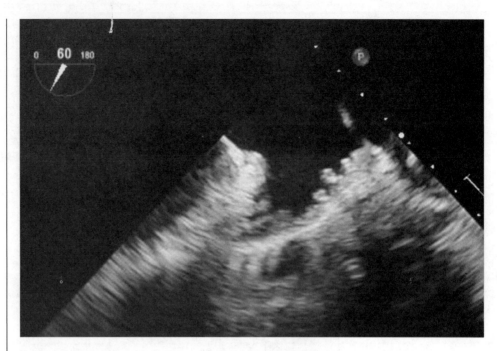

图 11.14　左心耳正常的肌小梁。

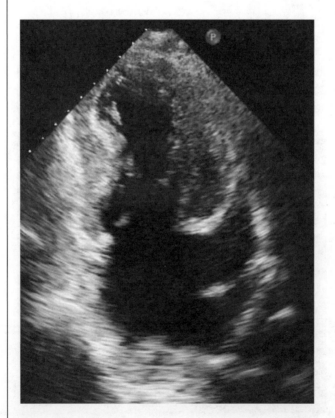

图 11.15　大左心耳。

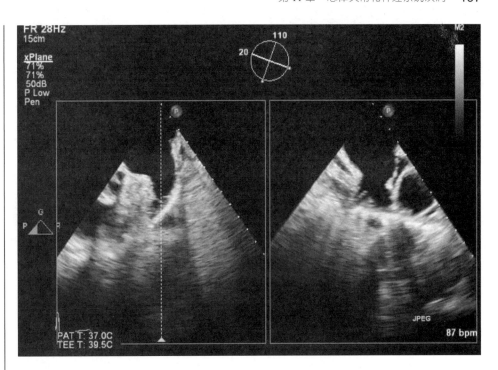

图 11.16　分叶的左心耳。

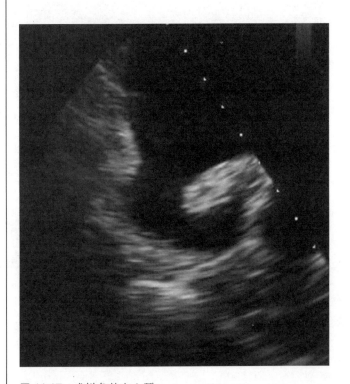

图 11.17　成锐角的左心耳。

参考文献　Freixa X, Tzikas A, Basmadjian A, et al. The chicken-wing morphology: an anatomical challenge for left atrial appendage occlusion. *J Interv Cardiol.* 2013;26:509–514.

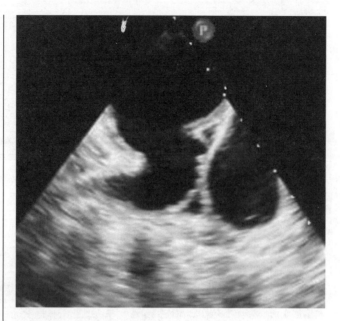

图 11.18　成锐角的左心耳。

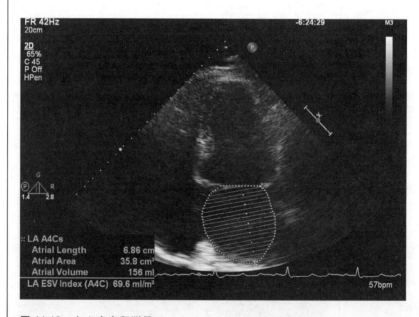

图 11.19　左心房容积测量。

QR 11.1　左心耳血栓。

QR 11.2　左心耳血栓位于左心耳远端,边缘模糊,闪烁般运动。心耳口附近的是超声伪像,与血栓相比更模糊且动度更小。

QR 11.3a　左心耳自发显影。

QR 11.3b　左心耳自发显影。

QR 11.3c　左心耳自发显影。

QR 11.4　扩张的左心房及左心耳自发显影。心房扑动导致的左心耳活动增强。

QR 11.5　可被误诊为血栓的左心耳伪像。

QR 11.6a　心房扑动对心脏的机械效应。

QR 11.6b　心房扑动对心脏的机械效应。

QR 11.7　心房扑动对心脏的机械效应。心包积液使得左心耳对比度增加(硬皮病患者)。

QR 11.8　心房扑动时,心排血量不同,导致主动脉瓣叶开放程度也不同。

QR 11.9　三角形的左心耳。由折叠心房组织产生的嵴将其与左肺静脉分离(位于图像中的嵴下方)。

QR 11.10　正常左心房的收缩,以及突出的肌小梁和伪像。

QR 11.11a　心脏手术过程中左心耳缝合关闭。

QR 11.11b　心脏手术过程中左心耳缝合关闭。

QR 11.12　在心脏手术中仅部分封闭左心耳。心房扑动伴二尖瓣瓣周漏。

QR 11.13　心房扑动时双心房扩大。

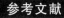

参考文献

Antonielli E, Pizzuti A, Palinkas A, et al. Clinical value of left atrial appendage flow for prediction of long-term sinus rhythm maintenance in patients with nonvalvular atrial fibrillation. *J Am Coll Cardiol.* 2002;39:1443–1449. *High LAA flow velocity identifies patients with greater likelihood to remain in sinus rhythm for 1 year after successful cardioversion. Low LAA velocity is of limited value in identifying patients who will relapse into atrial fibrillation.*

The Stroke Prevention in Atrial Fibrillation Investigators Committee on Echocardiography. Transesophageal echocardiographic correlates of thromboembolism in high-risk patients with nonvalvular atrial fibrillation. *Ann Intern Med.* 1998;128:639–647. *In high-risk patients with atrial fibrillation, subsequent rates of thromboembolism are correlated with dense spontaneous echocardiographic contrast, thrombus of the atrial appendage, and aortic plaque.*

Sanders P, Morton JB, Morgan JG, et al. Reversal of atrial mechanical stunning after cardioversion of atrial arrhythmias: implications for the mechanisms of tachycardia-mediated atrial cardiomyopathy. *Circulation.* 2002;106:1806–1813.

Manning WJ, Silverman DI, Katz SE, et al. Impaired left atrial mechanical function after cardioversion: relation to the duration of atrial fibrillation. *J Am Coll Cardiol.* 1994;23:1535–1540. *Recovery of left atrial mechanical function is related to the duration of atrial fibrillation before cardioversion. Atrial mechanical function is greater immediately and at 24 h and 1 week after cardioversion in patients with "brief" compared with "prolonged" atrial fibrillation. In all groups, atrial mechanical function increases over time, ultimately achieving similar levels. Full recovery of atrial mechanical function, however, is achieved within 24 h in patients with brief atrial fibrillation, within 1 week in patients with moderate-duration atrial fibrillation, and within 1 month in patients with prolonged atrial fibrillation.*

Klein AL, Grimm RA, Murray RD, et al. Use of transesophageal echocardiography to guide cardioversion in patients with atrial fibrillation. *N Engl J Med.* 2001;344:1411–1420.

Weigner MJ, Caulfield TA, Danias PG, et al. Risk for clinical thromboembolism associated with conversion to sinus rhythm in patients with atrial fibrillation lasting less than 48 hours. *Ann Intern Med.* 1997;126:615–620.

Wong CK, White HD, Wilcox RG, et al. New atrial fibrillation after acute myocardial infarction independently predicts death: the GUSTO-III experience. *Am Heart J.* 2000;140:878–885.

Packer DL, Keelan P, Munger TM, et al. Clinical presentation, investigation, and management of pulmonary vein stenosis complicating ablation for atrial fibrillation. *Circulation.* 2005;111:546–554. *This post-procedural complication is diagnosable with TEE. Patients are very symptomatic, but the symptoms may be misdiagnosed as bronchitis. Most present with dyspnea on exertion as the initial manifestation over the course of 1–3 months. Pleuritic chest pain is a late manifestation. Hemoptysis is uncommon.*

Subramaniam B, Riley MF, Panzica PJ, et al. Transesophageal echocardiographic assessment of right atrial appendage anatomy and function: comparison with the left atrial appendage and implications for local thrombus formation. *J Am Soc Echocardiogr.* 2006;19:429–433.

Bălăceanu A. Right atrium thrombosis in nonvalvular permanent atrial fibrillation. *J Med Life.* 2011; 4:352–355.

Manning WJ, Weintraub RM, Waksmonski CA, et al. Accuracy of transesophageal echocardiography for identifying left atrial thrombi. A prospective, intraoperative study. *Ann Intern Med.* 1995;123: 817–822.

Fatkin D, Loupas T, Low J, et al. Inhibition of red cell aggregation prevents spontaneous echocardiographic contrast formation in human blood. *Circulation.* 1997;96:889–896. *Protein-mediated red cell aggregation is the mechanism of spontaneous echo contrast in human blood. Both red cells and plasma proteins are required to produce low flow-related echogenicity. Individual red cells are normally prevented from aggregating by the repulsive electrostatic effects of their negative surface charge. Plasma proteins, particularly fibrinogen, are able to overcome these electrostatic forces and facilitate aggregation of cells at low shear rates by the formation of cross-bridges between the cells. Variegated echodensity with circular flow patterns is produced by the relatively higher velocity pulmonary venous inflow mixing with static, echogenic blood in the left atrium.*

长 QT 综合征

长 QT 综合征心电图表现包括：

1. T 波宽大。

2. T 波有切迹。

长 QT 综合征导致晕厥的临床表现：

1. 劳力性晕厥。

2. 噪声应激性晕厥。

3. 静息性晕厥。

超声心动图在疑似长 QT 综合征晕厥的作用：

超声心动图通过确定左心室的"结构完整性"，可以排除潜在的可引起心律失常的心肌病。

参考文献

Wexler RK, Pleister A, Raman S. Outpatient approach to palpitations. *Am Fam Physician.* 2011;84: 63–69.

Brenyo AJ, Huang DT, Aktas MK. Congenital long and short QT syndromes. *Cardiology.* 2012;122: 237–247.

左束支传导阻滞

"先有鸡，还是先有蛋？"

　　左束支传导阻滞的患者可能有心脏起搏器或除颤器。有时很难分出哪个先出现。同样，临床医生也很难确定室壁运动异常是心肌异常电活动的表现，还是潜在的心肌病。许多心肌病的患者 QRS 波群增宽需要进行双心室起搏。

QR 11.14　扩张型心肌病的 QRS 波增宽。传导阻滞引起室间隔运动异常，但侧壁收缩正常。

QR 11.15a　束支传导阻滞使扩张型心肌病患者的室间隔呈矛盾运动。

QR 11.15b　束支传导阻滞使扩张型心肌病患者的室间隔呈矛盾运动。

参考文献　Xiao HB, Lee CH, Gibson DG. Effect of left bundle branch block on diastolic function in dilated cardiomyopathy. *Br Heart J.* 1991;66:443–447. *Left bundle branch block prolongs mitral regurgitation by increasing pre-ejection and relaxation times. This directly impairs diastolic function by shortening the time available for the left ventricle to fill.*

除颤器

问题　**患者在超声心动图引导下植入除颤器：以下超声心动图检查结果，哪项表明除颤器不仅改善预后，而且患者的生活质量也将提高？**
　　A. 非对称性室间隔增厚
　　B. 左心室动脉瘤
　　C. 扩张型心肌病左心室弥漫性功能减退
　　D. 冠状静脉窦内的导线
SCD–HeFT 试验表明，在植入 ICD 后生活质量并不一定得到提高，超声心动图只是一种断层显像技术，即使使用三维超声，它也不能显示一个起搏器或除颤器的整体轮廓。超声心动图提示起搏导线位于冠状静脉窦内，表明患者接受了双心室起搏治疗（CRT）。CRT 左心室电极是经冠状静脉窦植入左心室侧壁。心电图上 QRS 波群增宽，可能是植入 CRT 的指征。双室起搏器能改善心力衰竭患者的症状。

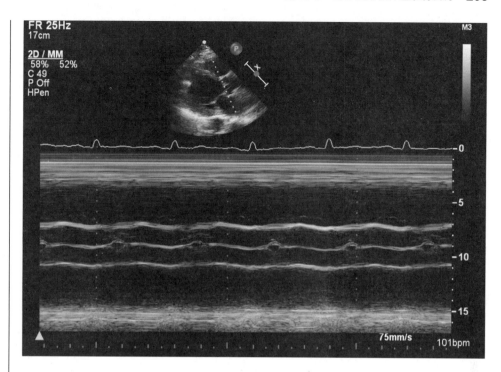

图 11.20　从心尖植入了左心室辅助装置的患者,超声提示患者左心室每搏输出量很小,射血主要集中于收缩期。这是左心室收缩功能严重受损的标志。

QR 11.16　起搏器导线。

QR 11.17　冠状静脉窦内起搏器导线表现为胸腔积液混响伪像。

QR 11.18　右心房 Chiari 网。

QR 11.19　右心房 Chiari 网和起搏器导线。

参考文献

Chapa DW, Lee HJ, Kao CW, et al. Reducing mortality with device therapy in heart failure patients without ventricular arrhythmias. *Am J Crit Care*. 2008;17:443–452.

Cleland JG, Daubert JC, Erdmann E, et al.Cardiac Resynchronization-Heart Failure (CARE-HF) Study Investigators. The effect of cardiac resynchronization on morbidity and mortality in heart failure. *N Engl J Med*. 2005;352:1539–1549. *In patients with heart failure and cardiac dyssynchrony, cardiac resynchronization improves symptoms and the quality of life; and reduces complications and the risk of death. These benefits are in addition to those afforded by standard pharmacologic thera-*

py. The implantation of a cardiac-resynchronization device should routinely be considered in such patients.

Bristow MR, Saxon LA, Boehmer J, et al. Comparison of Medical Therapy, Pacing, and Defibrillation in Heart Failure (COMPANION) Investigators. Cardiac-resynchronization therapy with or without an implantable defibrillator in advanced chronic heart failure. *N Engl J Med*. 2004;350:2140–2150. *In patients with advanced heart failure and a prolonged QRS interval, cardiac-resynchronization therapy decreases the combined risk of death from any cause or first hospitalization and, when combined with an implantable defibrillator, significantly reduces mortality.*

Young JB, Abraham WT, Smith AL, et al. Multicenter InSync ICD Randomized Clinical Evaluation (MIRACLE ICD) Trial Investigators. Combined cardiac resynchronization and implantable cardioversion defibrillation in advanced chronic heart failure: the MIRACLE ICD Trial. *JAMA*. 2003;289: 2685–2694. *Cardiac resynchronization improved quality of life, functional status, and exercise capacity in patients with moderate to severe HF, a wide QRS interval, and life-threatening arrhythmias. These improvements occurred in the context of underlying appropriate medical management without proarrhythmia or compromised ICD function.*

Zhang Q, Yu CM. Clinical implication of mechanical dyssynchrony in heart failure. *J Cardiovasc Ultrasound*. 2012;20:117–123.

Suffoletto MS, Dohi K, Cannesson M, et al. Novel speckle-tracking radial strain from routine black-and-white echocardiographic images to quantify dyssynchrony and predict response to cardiac resynchronization therapy. *Circulation*. 2006;113:960–968.

Penicka M, Bartunek J, De Bruyne B, et al. Improvement of left ventricular function after cardiac resynchronization therapy is predicted by tissue Doppler imaging echocardiography. *Circulation*. 2004;109:978–983.

答案:D

晕厥

"自主神经功能障碍 VS 交感神经激活"

CCU 查房最常见的问题:

问题

急性心肌梗死后,下列哪项是判定预后相对重要的指标?

A. 室性心动过速

B. 窦性心动过速

"超声可以显示'泵是空的'。"

问题

下列哪个临床综合征可导致低血压和晕厥,且超声心动图显示左心室容积变小?

A. 肥厚型心肌病

B. 透析相关低血压

C. 慢性疲劳综合征

D. 体位性心动过速综合征

超声心动图在晕厥中的临床应用:

• 左心室腔闭塞,需要用多个二维切面显示。

- 左心房压力评估,估计有助于判断利尿剂剂量使用。
- 多普勒可以估计左心室搏出量。
- 主动脉瓣狭窄可定性和定量。

QR 11.20　左心室容积变小伴收缩期闭塞。

参考文献

Nerheim P, Birger-Botkin S, Piracha L, et al. Heart failure and sudden death in patients with tachy-cardia-induced cardiomyopathy and recurrent tachycardia. *Circulation.* 2004;110:247–252. *Tachy-cardia-induced cardiomyopathy develops slowly and appears reversible by left ventricular ejection fraction improvement, but recurrent tachycardia causes rapid decline in left ventricular function and development of heart failure. Sudden death is possible.*

Morillo CA, Klein GJ, Thakur RK, et al. Mechanism of 'inappropriate' sinus tachycardia. Role of sympathovagal balance. *Circulation.* 1994;90:873–877.

问题一答案:A
问题二答案:以上全正确

致心律失常性右室心肌病

问题

致心律失常性右室心肌病的超声心动图表现有哪些?

A. 右心室游离壁囊袋状改变

B. 右心室及右室流出道扩张

C. 心肌变薄和运动障碍

D. 调节束的增厚和回声增强

E. 以上都是

致心律失常性右室心肌病(发育不良)是一个遗传性右心室疾病。病理显示心肌细胞被脂肪组织、纤维组织和纤维脂肪组织所取代。

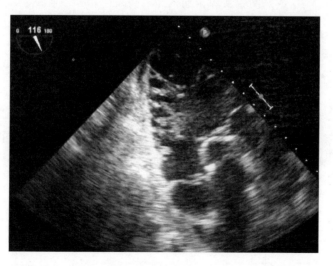

图 11.21　右室流出道中突出的肌小梁。

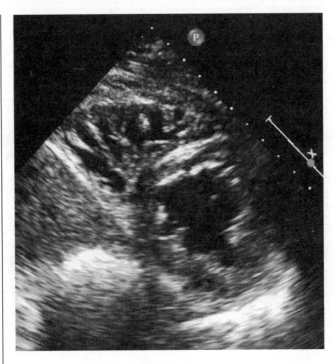

图 11.22　右心室腔中突出的肌小梁。

参考文献　Hulot JS, Jouven X, Empana JP, et al. Natural history and risk stratification of arrhythmogenic right ventricular dysplasia/cardiomyopathy. *Circulation.* 2004;110:1879–1884.

Lakdawala NK, Givertz MM. Dilated cardiomyopathy with conduction disease and arrhythmia. *Circulation.* 2010;122:527–534. *Diagnostic considerations in various inflammatory, infectious, genetic, and infiltrative cardiomyopathies.*

答案:E

脑卒中患者的超声心动图表现

问题

下列哪项阐述是错误的?

A. 蛛网膜下隙出血的患者可发生左心室收缩功能不全

B. 卒中患者的左心室壁运动异常,常对应于特定的冠状动脉分布

C. 应激性心肌病可以与卒中相关

卒中患者发生左心室壁运动异常(没有冠状动脉疾病)可能是由于儿茶酚胺分泌增加。这种室壁运动异常通常比较弥散,不局限于某一冠状动脉分布区域。

问题

在确定卒中病因中,经食管超声心动图(TEE)通常比经胸超声心动图更加敏感。下面列举的选项,哪个能在经胸超声心动图上发现,而经食管超声心动图却发现不了?

A. 主动脉粥样斑块

B. 乳头状弹力纤维瘤

C. 卵圆孔未闭

D. 左心耳血栓

卵圆孔可能间歇性开放,结合咳嗽和瓦氏动作,经胸超声心动图可证实右向

左的分流。但在经食管超声心动图中使用盐水震荡试验有效率却不高。有关详情请阅读下文。

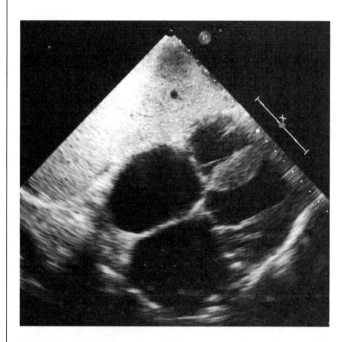

图 11.23　双房扩大。

QR 11.21　卵圆孔未闭的彩色血流图表现。

QR 11.22a　非常规的切面显示卵圆孔未闭的彩色血流。

QR 11.22b　非常规的切面显示卵圆孔未闭的彩色血流。

QR 11.23a　卵圆孔未闭的盐水震荡试验。

QR 11.23b　卵圆孔未闭的盐水震荡试验。

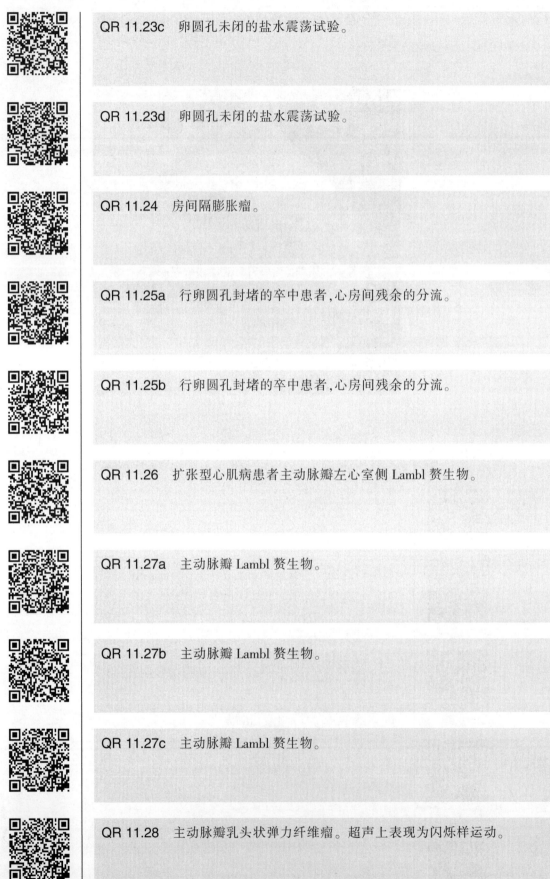

QR 11.23c　卵圆孔未闭的盐水震荡试验。

QR 11.23d　卵圆孔未闭的盐水震荡试验。

QR 11.24　房间隔膨胀瘤。

QR 11.25a　行卵圆孔封堵的卒中患者,心房间残余的分流。

QR 11.25b　行卵圆孔封堵的卒中患者,心房间残余的分流。

QR 11.26　扩张型心肌病患者主动脉瓣左心室侧 Lambl 赘生物。

QR 11.27a　主动脉瓣 Lambl 赘生物。

QR 11.27b　主动脉瓣 Lambl 赘生物。

QR 11.27c　主动脉瓣 Lambl 赘生物。

QR 11.28　主动脉瓣乳头状弹力纤维瘤。超声上表现为闪烁样运动。

QR 11.29　乳头状弹力纤维瘤位于主动脉瓣下的左心室流出道。

QR 11.30a　右心房大的附壁血栓。

QR 11.30b　右心房大的附壁血栓。

QR 11.31a　肺癌患者左肺静脉的大血栓。

QR 11.31b　肺癌患者左肺静脉的大血栓。

QR 11.32a　心尖球囊样改变——应激性(Takotsubo)心肌病。

QR 11.32b　心尖球囊样改变——应激性(Takotsubo)心肌病。

QR 11.32c　心尖球囊样改变——应激性(Takotsubo)心肌病。

参考文献

Wittstein IS, Thiemann DR, Lima JA, et al. Neurohumoral features of myocardial stunning due to sudden emotional stress. *N Engl J Med*. 2005;352:539–548.

Richard C. Stress-related cardiomyopathies. *Ann Intensive Care*. 2011;1:39.

Samuels MA. The brain-heart connection. *Circulation*. 2007;116:77–84.

问题一答案：B

问题二答案：C

间歇性的卵圆孔未闭

下列哪项有助于在震荡盐水试验中发现卵圆孔未闭的存在?

A. 咳嗽

B. 瓦氏动作

C. 脉冲多普勒

D. 彩色多普勒

E. 以上都是

卵圆孔可能是间歇性开放。如果没有激发动作,部分病例静脉注射震荡盐水可能不能显示出右向左分流。引起咳嗽或瓦氏动作,可能会导致一过性气泡分流。

在 TEE 中,患者故意咳嗽或者屏住呼吸是很不舒服的。对于深度镇静的患者,这两个动作也是不可能实现的。彩色多普勒在 TEE 中很容易显示卵圆孔从左到右的分流。

● **技术小贴士**　你可以通过耳朵来检测震荡盐水是否存在分流。脉冲多普勒可以提供卵圆孔未闭的听觉(而不是视觉)证据。脉冲多普勒取样容积放置于二尖瓣尖(探头在心尖部位),可检测柔和的盐水分流的声音(将多普勒增益设置低一些,并把音响音量调大)。

QR 11.33a　静脉注射震荡盐水显示卵圆孔未闭。

QR 11.33b　静脉注射震荡盐水显示卵圆孔未闭。

QR 11.33c　静脉注射震荡盐水显示卵圆孔未闭。

QR 11.33d　静脉注射震荡盐水显示卵圆孔未闭。

QR 11.33e　静脉注射震荡盐水显示卵圆孔未闭。

QR 11.33f　静脉注射震荡盐水显示卵圆孔未闭。

QR 11.34　彩色多普勒显示卵圆孔未闭。

QR 11.35　卵圆孔未闭的患者,右心房血栓和反常栓塞。

QR 11.36a　房间隔膨胀瘤。

QR 11.36b　房间隔膨胀瘤。

QR 11.36c　房间隔膨胀瘤。

QR 11.36d　房间隔膨胀瘤。

QR 11.36e　房间隔膨胀瘤。

QR 11.36f　房间隔膨胀瘤。

QR 11.36g　房间隔膨胀瘤。

QR 11.36h　房间隔膨胀瘤。

QR 11.36i　房间隔膨胀瘤。

QR 11.37a　间歇性房间隔瘤，容易误诊为心房肿瘤。

QR 11.37b　间歇性房间隔瘤，容易误诊为心房肿瘤。

QR 11.37c　间歇性房间隔瘤，容易误诊为心房肿瘤。

参考文献

Mas JL, Arquizan C, Lamy C, et al. Patent Foramen Ovale and Atrial Septal Aneurysm Study Group. Recurrent cerebrovascular events associated with patent foramen ovale, atrial septal aneurysm, or both. *N Engl J Med.* 2001;345:1740–1746.

Mügge A, Daniel WG, Angermann C, et al. Atrial septal aneurysm in adult patients. A multicenter study using transthoracic and transesophageal echocardiography. *Circulation.* 1995;91:2785–2792.

Messé SR, Silverman IE, Kizer JR, et al. Quality Standards Subcommittee of the American Academy of Neurology. Practice parameter: recurrent stroke with patent foramen ovale and atrial septal aneurysm: report of the Quality Standards Subcommittee of the American Academy of Neurology. *Neurology.* 2004;62:1042–1050.

Ghosh S, Ghosh AK, Ghosh SK. Patent foramen ovale and atrial septal aneurysm in cryptogenic stroke. *Postgrad Med J.* 2007;83:173–177.

Furie KL, Kasner SE, Adams RJ, et al. American Heart Association Stroke Council, Council on Cardiovascular Nursing, Council on Clinical Cardiology, and Interdisciplinary Council on Quality of Care and Outcomes Research. Guidelines for the prevention of stroke in patients with stroke or transient ischemic attack: a guideline for healthcare professionals from the American Heart Association/American Stroke Association. *Stroke.* 2011;42:227–276.

Kerr AJ, Buck T, Chia K, et al. Transmitral Doppler: a new transthoracic contrast method for patent foramen ovale detection and quantification. *J Am Coll Cardiol.* 2000;36:1959–1966.

答案：E

可通过肺循环的震荡盐水实验

"比 Botalli 医生描述的慢一拍。"

问题

肝硬化患者行 TEE 检查,显示震荡盐水在 5 个心动周期后,通过肺循环进入左心房。下列哪项说法是正确的?

A. 无顶冠状静脉窦

B. 反复盐水注射可能导致少量气泡通过肺循环

C. 不存在神经系统疾病的线索

D. 卵圆孔未闭已被排除

肝硬化患者可能合并肺动静脉瘘,后者也可以存在于先天性心脏病 Glenn 分流术后。脑动静脉畸形也可能与肺动静脉瘘并存,所以这种现象有可能提示神经系统存在疾病。根据 Botalli 医生描述,卵圆孔未闭也可能并存。

在 2~3 个心动周期内,震荡盐水进入左心,提示分流位于房间隔水平。但如果分流发生于 5 个心动周期后,则有两种可能的解释。其一,它可能是间歇性的卵圆孔未闭;其二,可能代表肺动静脉瘘的存在。

若在 TEE 检查中发现上述表现,则应该继续行肺静脉影像学检查。当经肺循环的分流束较小时,提示可能是小的肺动静脉瘘。反复注射震荡盐水,可能确实会引起一小部分气泡通过肺循环,因为肺动静脉瘘可能被气泡占据和阻塞。

问题

大量震荡盐水通过肺循环进入左心,在下列疾病中都可能存在,除了哪一项?

A. 肝硬化

B. Glenn 分流

C. 脑动静脉瘘

D. 无顶冠状静脉窦

QR 11.38 从左上肺静脉进入左房的肺盐水对比分流。

参考文献

Xie MX, Yang YL, Cheng TO, et al. Coronary sinus septal defect (unroofed coronary sinus): echocardiographic diagnosis and surgical treatment. *Int J Cardiol.* 2013;168:1258–1263.

Sperling DC, Cheitlin M, Sullivan RW, et al. Pulmonary arteriovenous fistulas with pulmonary hypertension. *Chest.* 1977;71:753–757. *X-rays and pulmonary angiograms in two cases.*

Hagen PT, Scholz DG, Edwards WD. Incidence and size of patent foramen ovale during the first 10 decades of life: an autopsy study of 965 normal hearts. *Mayo Clin Proc.* 1984 Jan;59:17–20. *The incidence and size of the patent foramen ovale were studied in 965 autopsy specimens of human hearts, which were from subjects who were evenly distributed by sex and age. Neither incidence nor size of the defect was significantly different between male and female subjects. The overall incidence was 27.3%, but it progressively declined with increasing age from 34.3% during the first three decades of life to 25.4% during the 4th through 8th decades and to 20.2% during the 9th and 10th decades. Among the 263 specimens that exhibited patency in the study, the foramen ovale ranged from 1 to 19 mm in maximal potential diameter (mean, 4.9 mm). In 98% of these cases, the foramen ovale was 1 to 10 mm in diameter. The size tended to increase with increasing age, from a mean of 3.4 mm in the first decade to 5.8 mm in the 10th decade of life.*

Guchlerner M, Kardos P, Liss-Koch E, et al. PFO and right-to-left shunting in patients with obstructive sleep apnea. *J Clin Sleep Med.* 2012;8:375–380.

McCarthy K, Ho S, Anderson R. Defining the morphologic phenotypes of atrial septal defects and interatrial communications. *Images Paediatr Cardiol.* 2003;5:1–24.

问题一答案:B
问题二答案:D

第12章

先天性心脏病

室间隔缺损

超声心动图诊断膜周部小室缺,以下哪项不是必需的?

A. 连续多普勒

B. 彩色多普勒

C. 二维超声显示缺损细节

D. 听诊器

多普勒是确认室间隔缺损的存在重要手段。左心室长轴切面可提供典型的多普勒超声表现:收缩期可探及朝向探头的高速湍流,分流起源点靠近三尖瓣腱索。部分缺损较小的患者,二维超声有时不容易发现病变解剖细节(即便使用非标准切面仍然如此)。听诊仍然是一个有用的方法。很细小的分流束超声可能漏诊,但杂音却可以听诊到,这些患者听诊的价值大于超声。三尖瓣隔瓣可能会贴近缺损,并受血流冲击变厚。部分患者会形成二维超声可见的假性膜部瘤。

QR 12.1　彩色多普勒提示典型的限制性膜部室间隔缺损。这种彩色血流的汇聚可能会误诊,它看上去起源于主动脉,其实是起源于左心室。

QR 12.2　室间隔缺损处,朝向探头的高速分流束(红色,4m/s)。在此切面中,三尖瓣反流(蓝色血流)及肺动脉瓣狭窄(未显示)应避开。

QR 12.3　连续多普勒提示收缩期、高速、朝向探头的血流束。

QR 12.4　正常患者超声检查中的常见问题:图中彩色血流束是室间隔缺损的标志吗? 左心室流出道的血流加速,可能会被初学者误诊为室间隔缺损。肺动脉压力正常的小室间隔缺损患者,应该是左向右分流。当你第一次在超声中看到这一类型现象后,应在后续的患者中也注意观察。如果它是正常的,那你也可能在其他人群中看到。

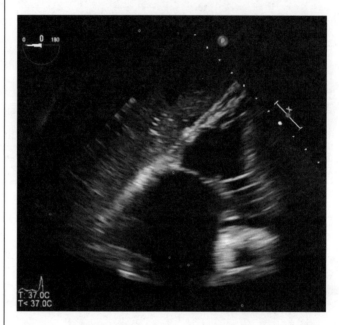

图 12.1　正常人三尖瓣腱索连接于室间隔的超声表现。

QR 12.5a　肌部室间隔缺损。

QR 12.5b　肌部室间隔缺损。

QR 12.5c　肌部室间隔缺损。

QR 12.5d　肌部室间隔缺损。

QR 12.5e　肌部室间隔缺损。

QR 12.5f　肌部室间隔缺损。

QR 12.5g　肌部室间隔缺损。

QR 12.6a　膜周部室间隔缺损。

QR 12.6b　膜周部室间隔缺损。

QR 12.6c　膜周部室间隔缺损，患者多普勒及听诊均十分典型，但二维超声没有看到缺损的细节。膜周部室间隔缺损一般邻近三尖瓣，也可靠近主动脉瓣。注意，高速分流的血液有可能通过三尖瓣反流入右心房，并导致超声误诊为严重肺动脉高压。一种少见缺损是左心室血流直接分流入右心房，称为 Gerbode 缺损，其分流速度也可以达到 4~5m/s。

QR 12.7　假性膜部瘤。

QR 12.8　主动脉骑跨。室间隔缺损合并假性膜部瘤。

参考文献

Farru O, Duffau G, Rodriguez R. Auscultatory and phonocardiographic characteristics of supracristal ventricular septal defect. *Br Heart J.* 1971;33:238–245. *Extensive description of the bedside findings in this rare form of ventricular septal defect.*

Gos'ciniak P, Larysz B, Baraniak J, et al. The Gerbode defect—a frequent echocardiographic pitfall. *Kardiol Pol.* 2012;70:1191–1193.

Tehrani F, Movahed MR. How to prevent echocardiographic misinterpretation of Gerbode type defect as pulmonary arterial hypertension. *Eur J Echocardiogr.* 2007;8:494–497. *The absence of other signs or symptoms of right ventricular overload; careful review of the jet direction; and estimation of the pulmonary arterial diastolic pressure using the pulmonary regurgitation jet can avoid this e-chocardiographic mistake.*

Xhabija N, Prifti E, Allajbeu I, et al. Gerbode defect following endocarditis and misinterpreted as severe pulmonary arterial hypertension. *Cardiovasc Ultrasound.* 2010;8:44.

Can I, Krueger K, Chandrashekar Y, et al. Gerbode-type defect induced by catheter ablation of the atrioventricular node. *Circulation.* 2009;119:e553—e556. *The diagnosis should be considered in cases of a new murmur, or worsening heart failure, after an AV node ablation procedure.*

答案:C

心导管术中超声检查

问题

心导管检查术中,超声可以优化以下哪种疾病的诊断?

A. 瓦氏窦瘤

B. 室间隔缺损

C. 房间隔缺损

D. 二尖瓣反流

凡是存在或可疑右向左分流、双向分流、一过性右向左分流的患者,均禁止注射造影剂。但在心导管检查中,进行标准左心造影的同时进行超声检查,有助于确诊左向右分流的室间隔缺损。

答案:B

继发孔房间隔缺损

问题

下面哪句描述是正确的?

A. 超声心动图是成人房间隔缺损诊断的主要手段

B. 卵圆孔未闭和房间隔缺损在超声中容易误诊

C. 合并肺动脉狭窄不影响房间隔缺损的超声诊断

D. 漏诊的房间隔缺损可能在新发房颤时被发现

房间隔缺损的患者,往往有第二心音分裂及肺动脉口收缩期杂音。经过适当的训练,第二心音固定分裂,很容易被诊断。心电图提示不同程度的右束支传导阻滞(不完全性到完全性)。胸片提示肺动脉扩张、右心扩大、肺血管充血。部分合并反复性肺炎的房间隔缺损患者,胸片可能表现更显著。漏诊的房间隔缺损,有可能以房颤为首发表现而被确诊。卵圆孔未闭往往没有右心扩大,而成人房间隔缺损,都有右心房和右心室扩大。

肺动脉瓣狭窄会影响超声所见,当二者合并存在时,右心室可能表现为肥厚,而非扩张。

第二心音固定分裂需要注意以下几点:当房间隔缺损患者出现肺动脉高压时,患者听诊特点会发生变化,第二心音的肺动脉组成部分会变得响亮。第二心音固定分裂会变成乐音样。低顿的主动脉关闭音紧随肺动脉关闭音之后。收缩早期的肺动脉关闭音(吸气时更响亮)可能在胸骨左上缘闻及。

QR 12.9a　继发孔房间隔缺损。

QR 12.9b　继发孔房间隔缺损。

QR 12.10　巨大继发孔房间隔缺损,彩色多普勒溢出边界。

QR 12.11　原发孔房间隔缺损。

QR 12.12　右心房负性显影。这是由于激发孔房间隔缺损的左向右分流所致,但仍然有部分气泡出现右向左分流。

QR 12.13　房间隔完整。腔静脉血流同样造成了右心房负性显影。

QR 12.14　婴儿继发孔房间隔缺损。

QR 12.15a　继发孔房间隔缺损。

QR 12.15b　继发孔房间隔缺损。

QR 12.15c　继发孔房间隔缺损。

QR 12.15d   继发孔房间隔缺损。

QR 12.16   电生理手术遗留的医源性卵圆孔未闭。由于分流量小，右心大小正常。

QR 12.17   继发孔房间隔缺损患者肺动脉血流量增加。没有肺动脉瓣狭窄。

QR 12.18   房间隔完整。腔静脉血流同样造成了右心房负性显影，注意不要把欧氏瓣误诊为房间隔缺损。

QR 12.19   可能会误诊为房间隔缺损的正常血流。

QR 12.20a   房间隔缺损封堵装置。

QR 12.20b   房间隔缺损封堵装置。

参考文献

O'Toole JD, Reddy PS, Curtiss EI, et al. The mechanism of splitting of the second heart sound in a-trial septal defect. *Circulation.* 1977;56:1047–1053. *The study includes patients with pulmonary hypertension and atrial fibrillation.*

Gilliam PM, Deliyannis AA, Mounsey JP. The left parasternal impulse. *Br Heart J.* 1964;26:726–736. *The abnormal left parasternal impulse as a clinical sign of right heart disease: A steady heave is found in pulmonary hypertension and pulmonary stenosis, as opposed to the more tumultuous hyperdynamic lift of atrial septal defect.*

答案:D

心内膜垫缺损

"房室瓣异常合并房室间隔组织缺损"

下列哪项解剖学异常可能出现在心内膜垫缺损中？

A. 裂缺

B. 鹅颈

C. 骑跨

D. 跨越

每一个房室瓣可能都会有侧、上、下三个方位的装置。二尖瓣反流往往是由于瓣膜裂缺所致，并很容易被多普勒诊断出来。但这种裂缺本身不容易被二维超声所发现。二维或 M 型超声提示异常的二尖瓣腱索连接于室间隔，可能是潜在的超声征象。左心室流出道狭窄，可能会在心室造影图上表现为鹅颈征。腱索连接异常可能会出现室间隔骑跨现象。

腱索可能连接于室间隔顶端、骑跨室间隔、连接于右心室或漂浮于室间隔顶部。这是 Rastelli 分型的解剖学基础。跨越则是法洛四联症患者主动脉横跨室间隔的超声表现。

 QR 12.21   心内膜垫缺损。

 QR 12.22   心内膜垫缺损，肺动脉高压所致右心室肥厚。

 QR 12.23   心内膜垫缺损，二尖瓣腱索在流出道连接于室间隔。

参考文献

Tandon R, Moller JH, Edwards JE. Unusual longevity in persistent common atrioventricular canal. *Circulation*. 1974;50:619–626. Excellent diagrams with photographs of pathological findings.

Fraisse A, Massih TA, Kreitmann B, et al. Characteristics and management of cleft mitral valve. *J Am Coll Cardiol*. 2003;42:1988–1993.

Becker AE, Ho SY, Caruso G, et al. Straddling right atrioventricular valves in atrioventricular discordance. *Circulation*. 1980;61:1133–1141.

答案：D

静脉窦型房间隔缺损

静脉窦型房间隔缺损位于上腔静脉口，是腔静脉与右上肺静脉的分界。只有缺损的卵圆孔侧边缘存在方能诊断。缺损口骑跨房间隔，上腔静脉又骑跨缺损口。这种缺损连接于两侧心房。虽然它位于心脏内部，但从胚胎学的角度而言，却是心外结构发育异常所致。静脉窦型房间隔缺损经常被经胸超声所漏诊，但也表现为右心房和右心室扩大。经食管超声心动图有助于确诊缺损存在，并除外肺静脉畸形引流。

参考文献

Van Praagh S, Carrera ME, Sanders SP, et al. Sinus venosus defects: unroofing of the right pulmonary veins-anatomic and echocardiographic findings and surgical treatment. *Am Heart J.* 1994; 128:365–379.

al Zaghal AM, Li J, Anderson RH, et al. Anatomical criteria for the diagnosis of sinus venosus defects. *Heart.* 1997;78:298–304.

Anderson RH, Brown NA, Webb S. Development and structure of the atrial septum. *Heart.* 2002;88: 104–110.

Schleich JM, Dillenseger JL, Houyel L, et al. A new dynamic 3D virtual methodology for teaching the mechanics of atrial septation as seen in the human heart. *Anat Sci Educ.* 2009;2:69–77.

Sharma VK, Radhakrishnan S, Shrivastava S. Three-dimensional transesophageal echocardiographic evaluation of atrial septal defects: a pictorial essay. *Images Paediatr Cardiol.* 2011;13:1–18.

D-型大动脉转位

"D- 型大动脉转位会死，而 L- 型大动脉转位却可以活。"

问题　与成年人相比，未经矫正的 D-型大动脉转位患儿超声心动图有哪些特点？

A. 超声图像中，解剖心室位置正常

B. 带分叉的大动脉，起源于上述心室

C. 心房-腔静脉、心房-心室连接正常

D. 左心室长轴切面中，主动脉瓣位于图像上方(瓦氏窦有助于识别)

E. 大动脉呈平行关系，而非交叉走行

F. 以上全部正确

D-型大动脉转位比 L-型大动脉转位更容易理解。但成年超声医师很难遇到未经矫正的 D-型大动脉转位患者。此类患者的病理特点描述如下：心房-心室连接关系正常，但心室-主动脉连接关系异常。外科矫正手术有助于理解这种解剖学畸形。出生后血流分别进入一对平行的大动脉，所以需要紧急矫正。1959—1975 年，大动脉调转手术开始广泛开展，并在 1976 年成为常规手术。同时合并存在的其他心血管畸形(室间隔缺损、流出道梗阻)，可能会让患儿得以存活，但会增加手术难度。床旁体格检查可能会听到响亮的第二心音，甚至触诊都可扪及震颤。

QR 12.24a　D-型大动脉转位的 Mustard 手术。

QR 12.24b　D-型大动脉转位的 Mustard 手术。

QR 12.25　D-型大动脉转位的 Mustard 手术,严重扩张的功能性左心室。

QR 12.26　D-型大动脉转位的 Mustard 手术;多普勒血流。

QR 12.27a　Fontan 手术,单心室、三腔心脏。

QR 12.27b　Fontan 手术,单心室、三腔心脏。

参考文献

Liebman J, Cullum L, Belloc NB. Natural history of transposition of the great arteries. Anatomy and birth and death characteristics. *Circulation.* 1969;40:237–262.

Trusler GA, Mustard WT, Fowler RS. The role of surgery in the treatment of transposition of the great vessels. *Can Med Assoc J.* 1964;91:1096–1100.

Senning A. Surgical correction of transposition of the great vessels. *Surgery.* 1959;45:966–980.

Jatene AD, Fontes VF, Paulista PP, et al. Anatomic correction of transposition of the great vessels. *J Thorac Cardiovasc Surg.* 1976 Sep;72:364–370.

Rashkind WJ, Miller WW. Creation of an atrial septal defect without thoracotomy. A palliative approach to complete transposition of the great arteries. *JAMA.* 1966;196:991–992.

Rastelli GC, McGoon DC, Wallace RB. Anatomic correction of transposition of the great arteries with ventricular septal defect and subpulmonary stenosis. *J Thorac Cardiovasc Surg.* 1969;58:545–552.

Wilkinson JL, Acerete F. Terminological pitfalls in congenital heart disease. Reappraisal of some confusing terms, with an account of a simplified system of basic nomenclature. *Br Heart J.* 1973;35:1166–1177.

Kilner PJ. Imaging congenital heart disease in adults. *Br J Radiol.* 2011;84(Spec No 3):S258–S268.

Carey LS, Elliott LP. Complete transposition of the great vessels. Roentgenographic findings. *Am J Roentgenol Radium Ther Nucl Med.* 1964;91:529–543. *Egg on a string sign: in the PA view—the configuration of the heart has the shape of an egg tilted so the long axis lays in an oblique position.*

The pole with the least convexity is upwards and to the right. The pole with the greatest convexity is downwards and to the left the cardiac apex. The aortic knob and the pulmonary "mogul" are lined up one behind the other in this PA view, resulting in a narrow great vessel pedicle—hence, the egg is on a string.

答案:F

L-型大动脉转位

"心房－心室及心室－大动脉连接均异常。"

一名呼吸急促的患者进行超声心动图检查,多普勒提示严重的"二尖瓣反流",以下哪项指标提示 L-型大动脉转位?

　A. 左心室长轴切面中,二尖瓣-主动脉之间的纤维连接消失

　B. 四腔心切面中"二尖瓣"比"三尖瓣"距离心尖更远

　C. 左心室长轴切面中,主动脉瓣位于图像上方(瓦氏窦有助于识别)

大动脉转位的解剖学法则

临床进行超声检查过程中,有一些法则可供参考:

法则:房室瓣跟着心室走,多数患者可以在超声中区分中左右心室,右心室有漏斗管。这在超声上可通过房室瓣与半月瓣之间没纤维连接来证实。

推论1:如果观察到心室有漏斗管,则与之相连的房室瓣即为三尖瓣。因左心室没有上述结构,所以房室瓣与半月瓣之间是纤维连接。

推论2:如果观察到心室没有漏斗管,则与之相连的房室瓣即为解剖二尖瓣。

法则:大动脉是否有分叉,有助于区分它们的解剖名称。

推论:肺动脉是呈分叉结构的,主动脉则起源于瓦氏窦,并且在主动脉弓处发出相应分支。

法则:半月瓣总是与大动脉连接在一起。

推论:如果大动脉有分叉,则与之相连的半月瓣是肺动脉瓣。反之,如果大动脉起源于瓦氏窦,则与之相连的半月瓣是主动脉瓣。

法则:下腔静脉肝后段与右心房相连。

推论:剑突下切面中,观察到收纳下腔静脉血液的为右心房。在下腔静脉远心端注射震荡盐水,有助于明确诊断。

QR 12.28　一例成人的矫正型大动脉转位(L-TGA):左心房(通过心耳形态识别)与解剖右心室连接(通过心尖切面中识别三尖瓣而确认)。

QR 12.29　一例成人的矫正型大动脉转位(L-TGA):解剖二尖瓣与肺动脉瓣之间有纤维连接。

QR 12.30　解剖三尖瓣与主动脉瓣之间没有纤维连接。主动脉瓣关闭杂音响亮并伴有震颤,因为其更靠近胸壁。

QR 12.31　功能左心室内可见漏斗管(房室瓣与主动脉瓣之间没有纤维连接)。解剖左心室内可见起搏导线。

参考文献

Presbitero P, Somerville J, Rabajoli F, et al. Corrected transposition of the great arteries without associated defects in adult patients: clinical profile and follow up. *Br Heart J*. 1995;74:57–59.

Prieto LR, Hordof AJ, Secic M, et al. Progressive tricuspid valve disease in patients with congenitally corrected transposition of the great arteries. *Circulation*. 1998;98:997–1005.

de la Cruz MV, Berrazueta JR, Arteaga M, et al. Rules for diagnosis of arterioventricular discordances and spatial identification of ventricles. Crossed great arteries and transposition of the great arteries. *Br Heart J*. 1976;38:341–354.

Shinebourne EA, Macartney FJ, Anderson RH. Sequential chamber localization-logical approach to diagnosis in congenital heart disease. *Br Heart J*. 1976;38:327–340.

Warnes CA. Transposition of the great arteries. *Circulation*. 2006;114:2699–2709.

答案:A、B(C 可出现在 L–TGA 及未矫正的 D–TGA 中)

肺动脉瓣狭窄

问题

下面关于肺动脉瓣狭窄的描述,哪项是错误的?
A. 与其他右心疾病的听诊类似,肺动脉瓣狭窄的杂音在吸气时更响亮
B. 合并室间隔缺损时,肺动脉口的高速血流提示瓣膜中度狭窄
C. 三尖瓣反流速度随肺动脉瓣狭窄程度增加而增快
D. 肺动脉狭窄时,瓣膜于舒张晚期便提前开放
E. 右心室扩张,提示其他诊断可能
F. 收缩期杂音的响亮程度与肺动脉瓣狭窄的严重程度成正比

瓣膜开放:肺动脉瓣狭窄的患者,心房收缩会使得肺动脉瓣在舒张晚期便提前开放,然后一直持续到收缩晚期,并在下一个心动周期的舒张起始时关闭。究其原因,是单纯狭窄的瓣膜使右心室更为肥厚和僵硬,松弛性变差。此时,心房收缩导致右心室内压力升高,而肺动脉内舒张压力较低,所以瓣膜会提前开放并持续较长时间。狭窄的瓣膜在开放时呈穹隆样或火山口状。

听诊:与右心其他杂音随着呼吸增加而变得响亮不同,肺动脉瓣狭窄没有这种特点。杂音响亮程度,取决于肺动脉瓣僵硬度和开放度。在吸气时,胸腔内压力的降低使回心血量增加。肺动脉瓣狭窄的患者,吸气对瓣膜的影响不如呼气,所以呼气时听诊杂音会更响亮。

杂音的响亮程度与瓣膜狭窄程度并不匹配,其听诊时的粗糙特点类似于人们在清嗓子,并有可能向背部传导。

缺点:房间隔缺损的患者右心系统扩张,而单纯瓣膜狭窄者则不会。超声检

查中,常常会将房缺的患者误诊为肺动脉瓣狭窄,因为大量右向左分流导致经过肺动脉瓣口的血流量会增加。

三尖瓣反流速度反应的是右心室的"驱动压",换言之,是收缩期右心室及右心房之间的压力阶差。右心室压力等于肺动脉收缩压加上肺动脉口的压力阶差。

在室间隔缺损的患者,多普勒测量的是左右心室之间的压力阶差。因肺动脉瓣狭窄会增加右心室内的压力,所以室间隔缺损处的分流速度会降低。

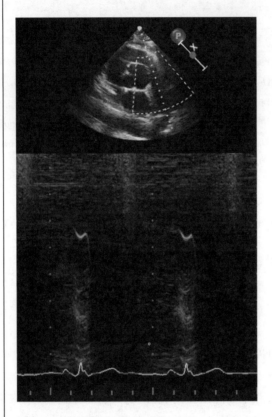

图 12.2　收缩期肺动脉瓣正常"a"波。

参考文献

Craige E, Schmidt RE. Precordial movements over the right ventricle in normal children. *Circulation*. 1965;32:232–240.

Schmidt RE, Craige E. Precordial movements over the right ventricle in children with pulmonary stenosis. *Circulation*. 1965;32:241–250.

Koretzky ED, Moller JH, Korns ME, et al. Congenital pulmonary stenosis resulting from dysplasia of valve. *Circulation*. 1969;40:43–53. *Pulmonic stenosis can be due to three distinct, markedly thickened, immobile cusps. In such cases, there is no commissural fusion and no dome-shaped deformity of the valve.*

答案:A

永存左上腔静脉

"一个常被视而不见的超声诊断。"

　　　一位 24 岁的棒球运动员因晕厥先兆而行超声心动图检查。超声检查者在左心室长轴切面中(图 12.3)迅速做出了诊断。下面哪项描述是正确的?

A. 体格检查可能完全正常

B. 心电图存在异常

C. 胸片检查可以明确诊断

D. 应安排静脉造影

你可能会让朋友和同事感到不可思议。在看到长轴切面第一眼的时候,你应该留意到扩张的冠状静脉窦。体格检查时,会有轻微的异常体征:左侧颈内静脉搏动可能很容易被发现。

永存左上腔静脉缺乏其他的临床征象。心电图和胸片可能完全正常。但它却具备让很多人"视而不见"的超声表现。一位训练有素的超声医师或本书读者,应具备以下技能:

第一:超声检查过程中,第一眼便注意到可能合并先天性解剖学异常。

第二:通过左侧静脉注射震荡盐水来确诊。扩张的冠状静脉窦会先显影,然后进入右心房。

其他一些超声切面也有帮助:扩张的冠状静脉窦会在心尖切面中显示,但可能需要非标准切面。

确诊试验是通过左侧静脉注射震荡盐水,这样气泡会从永存左上腔静脉回流入心腔。

"不要在阿尔伯克基错误地转弯。"

确诊的重要性:临床医生在植入导管或者电极时会出现麻烦。永久起搏器往往常规植入在左侧胸壁。永存左上腔静脉的患者,左侧植入电极时会异常缠绕。但有些永存左上腔静脉的患者,可能拒绝在右侧胸壁植入起搏器。比如棒球、乒乓球、射击爱好者,可能更倾向于将起搏器植入在左侧胸壁。

通过永存左上腔静脉植入起搏电极的技术要点:穿刺锁骨下动脉成功后,电极会沿左侧胸腔下行,并通过冠状静脉窦进入右心房。常规推送右心室电极比较困难,并且可能损伤三尖瓣。此时可将导丝塑为"U"字形,并在右心房内将电极顶在心房壁上以增加支撑力,然后将电极整体送过三尖瓣口。

对心脏麻醉的影响:确诊永存左上腔静脉,对于进行心脏外科手术麻醉的患者而言十分重要。这类患者麻醉可能效果变差,并容易出现麻醉风险。

● **坏消息**　　永存左上腔静脉的存在,会使得麻醉药物流入心房,进而影响静脉麻醉效果。

● **好消息**　　当得知永存左上腔静脉存在时,可通过一些技术手段减少此类事件的发生。

　　当发现永存左上腔静脉时,人们常有一些误解。永存左上腔静脉仅仅是多余的一个静脉回流通道(不是肺静脉),它与动脉之间没有分流,也不需要介入治疗。扩张的冠状静脉窦可能会被误认为是降主动脉、局限性心包积液和心包囊肿。

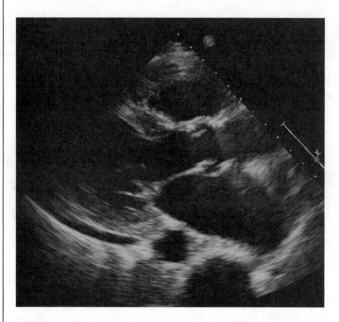

图 12.3　冠状静脉窦扩张,少见心包积液,降主动脉位于左心房后方。

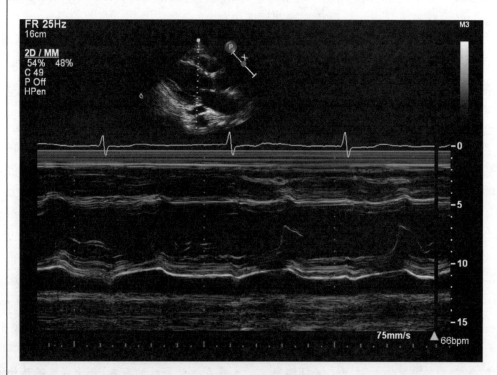

图 12.4　冠状静脉窦扩张,M 型超声上可能误诊为心包积液。

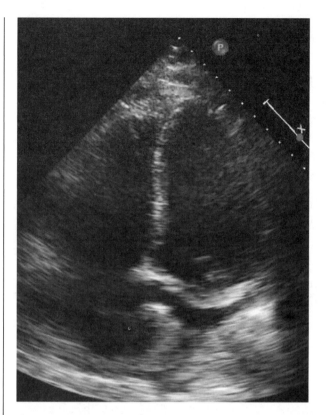

图 12.5 冠状静脉窦内径正常,汇入右心房。

 QR 12.32 左心室长轴切面显示冠状静脉窦扩张。

 QR 12.33 经食管超声心动图从右心房扫查至冠状静脉窦。

 QR 12.34a 左上腔静脉位于左肺静脉与左心耳之间,内充震荡盐水。

 QR 12.34b 左上腔静脉位于左肺静脉与左心耳之间,内充震荡盐水。

 QR 12.34c 左上腔静脉位于左肺静脉与左心耳之间,内充震荡盐水。

QR 12.35a　冠状静脉窦扩张,位于二尖瓣环下方。

QR 12.35b　冠状静脉窦扩张,位于二尖瓣环下方。

QR 12.35c　冠状静脉窦扩张,位于二尖瓣环下方。

QR 12.35d　冠状静脉窦扩张,位于二尖瓣环下方。

QR 12.36　改良心尖四腔心切面中,可见冠状静脉窦扩张,位于二尖瓣后环下方。右心室可见起搏导线,左室心尖室壁瘤。

QR 12.37　扩张的冠状静脉窦可能会被误认为是降主动脉、局限性心包积液和心包囊肿。

QR 12.38　左心室肥厚患者,冠状静脉窦内径正常。降主动脉同样显示出来。

QR 12.39　左侧胸腔内,探及朝向心脏的静脉回流。

参考文献

Biffi M, Boriani G, Frabetti L, et al. Left superior vena cava persistence in patients undergoing pacemaker or cardioverter-defibrillator implantation: a 10-year experience. *Chest.* 2001;120:139 – 144.

Ramos N, Fernández-Pineda L, Tamariz-Martel A, et al. Absent right superior vena cava with left superior vena cava draining to an unroofed coronary sinus. *Rev Esp Cardiol.* 2005;58:984 –987.

Once in a lifetime echo: A patient with a dilated coronary sinus undergoes saline contrast injection into the left arm vein. The saline contrast goes from the left arm vein to the LEFT atrium.

Kong PK, Ahmad F. Unroofed coronary sinus and persistent left superior vena cava. *Eur J Echocardiogr.* 2007;8:398–401.

Rose AG, Beckman CB, Edwards JE. Communication between coronary sinus and left atrium. *Br*

Heart J. 1974;36:182–185.

答案:D

胸片中的弯刀征

问题 肺炎患者行胸片检查过程中,发现"弯刀征",下面哪项描述是正确的?

A. 混合静脉血回流至体循环

B. 不存在分流

C. 氧合血进入静脉系统

肺静脉可能会异位引流至左心房之外的其他位置。胸片中的"弯刀征"提示心下型部分性肺静脉畸形引流。

参考文献　Espinola-Zavaleta N, Játiva-Chávez S, Muñoz-Castellanos L, et al. Clinical and echocardiographic characteristics of scimitar syndrome. *Rev Esp Cardiol.* 2006;59:284–288. *Scimitar X-ray sign in infracardiac anomalous pulmonary venous drainage.*

Snellen HA, Albers FH. The clinical diagnosis of anomalous pulmonary venous drainage. *Circulation.* 1952;6:801–816. *Snowman (Figure 8) X-ray sign in supracardiac anomalous pulmonary venous drainage.*

答案:C

三尖瓣 Ebstein 畸形

问题 一位 50 岁无症状的患者,在常规心电图检查中发现 WPW 综合征。下面哪项描述是错误的?

A. 过渡型的预后更好

B. 大于 40 岁初诊者,预后更好

C. 以前没有症状者预后更好

D. Ebstein 畸形应该常规进行超声心动图检查

常规心电图表现为 WPW 综合征的 Ebstein 畸形患者,不建议常规进行超声心动图检查(除非患者的 P 波很大)。尽管这是一种少见的畸形,且常常没有症状,但部分患者因为心影增大而诊断。胸片中患者肺部清晰,肺动脉影细小。听诊可闻及类似"火车缓慢移动"一样的四种心音。

QR 12.40a　Ebstein 畸形。

QR 12.40b　Ebstein 畸形。

参考文献

Attenhofer Jost CH, Connolly HM, Dearani JA, et al. Ebstein's anomaly. *Circulation*. 2007;115: 277–285. *Excellent overview.*

Shiina A, Seward JB, Tajik AJ, et al. Two-dimensional echocardiographicsurgical correlation in Ebstein's anomaly: preoperative determination of patients requiring tricuspid valve plication vs. replacement. *Circulation*. 1983;68:534–544.

答案：D

第13章

主动脉疾病

可触及的颈动脉震颤

问题 内科医师对可疑主动脉瓣疾病的患者查体发现明显颈动脉震颤,行超声心动图检查后,主动脉瓣表现正常,还会有什么其他原因引起颈动脉震颤?

A.创伤

B.先天性动静脉畸形

C.留置导管

D.以上所有

引起可触及颈动脉震颤的病因较少。一名22岁的男性患者举重物后,主动脉右冠状动脉窦瘤破入右心室,患者开始出现进行性气促,进而发展为急性心力衰竭。患者呼吸困难、心动过速、脉压增宽、颈动脉震颤及外周毛细血管搏动、肺湿啰音、心前区可闻及连续型响亮杂音伴震颤。经食管多普勒超声心动图检查最终明确诊断(Am J Med Sci. 2006 Feb;331(2):100–102)。

42岁男性患者,10年前曾受过枪伤,表现为头痛伴颈部震颤。动脉造影诊断为右侧颈总动脉与颈内静脉间创伤性高输出动静脉瘘,瘘管直径9mm,邻近颈总动脉有创伤性动脉瘤。外科手术结扎瘘管并缝闭动脉瘤,患者术后3天出院(Vasa.2004;33(1):46–48)。

出生后2天的婴儿,由于先天性颈动静脉瘤引起重度心力衰竭,手术后患儿恢复。本例中,当患儿处于重度心力衰竭时,提示动静脉瘘的一些症状(如连续型杂音及震颤、高动力循环状态)可能会消失。当循环状态改善后,应继续追寻这些症状(Arch Fr Pediatr. 1979;36(5):502–507)。患儿在游乐园受伤所致颈动脉夹层,也可表现为可触及的颈动脉震颤(Ann Emerg Med. 2002;39(1):65–72)。

据报道,医源性椎动静脉瘘可见于血管造影术以及颈内静脉穿刺和锁骨下静脉置管术中。对一些患者,压迫颈总动脉可能会消除震颤(Surgery 1980;87:343–346)。

在胸壁不同部位触及的震颤有助于识别病因:主动脉瓣狭窄、肺动脉瓣狭窄以及室间隔缺损可在胸骨上方区域触及震颤。主动脉瓣狭窄时引起的震颤在颈动脉上方更容易触及。动脉导管未闭时引起震颤在收缩期和舒张期均可触及。房间隔缺损时,肺动脉血流量增加(即使没有肺动脉狭窄),可能也会引起胸骨左上缘微弱震颤。

二尖瓣反流可引起心尖部收缩期震颤,而二尖瓣狭窄可引起心尖部舒张期震颤。

参考文献

Evans W, Lewes D. The carotid shudder. *Br Heart J.* 1945;7:171–172. *Palpable vibration at the peak of the carotid pulse in combined aortic stenosis and aortic regurgitation.*

答案:D

主动脉窦瘤

问题

60 岁男性患者突发肺水肿,进入急诊室行插管治疗。患者自幼有响亮收缩期杂音(曾自发消失),之后数年进展为柔和的、吹风样、高调的 2/6 级舒张期递减型杂音。一位刚刚读完本书的心脏病学专家,将听诊器置于患者胸部短暂听诊,立即诊断为主动脉窦瘤破裂,他听诊发现了什么?

A. Austin Flint 杂音

B. Graham Steell 杂音

C. 原收缩期杂音重新出现

D. 连续型杂音

新发现的连续型杂音是主动脉窦瘤破裂的临床特点。主动脉窦瘤是指升主动脉近端部分瘤样扩张,窦瘤可以破裂,通常破入右室流出道,也可破入右房。

与主动脉夹层不同,主动脉窦瘤通常不破入心包,没有心包积液,因而不会发生心包填塞。急性主动脉窦瘤破裂患者可以存活,但可进展为暴发性心力衰竭或突发肺水肿。

参考文献

Feigl D, Feigl A, Edwards JE. Mycotic aneurysms of the aortic root. A pathologic study of 20 cases. *Chest.* 1986;90:553–557.

Lavall D, Schäfers HJ, Böhm M, et al. Aneurysms of the ascending aorta. *Dtsch Arztebl Int.* 2012; 109:227–233.

答案:D

马方综合征

问题

下列哪种心脏超声表现对马方综合征的诊断没有帮助?

A. 主动脉瓣环扩张

B. 二尖瓣脱垂

C. 肺动脉扩张

D. 二尖瓣环钙化

E. 心包积液

马方综合征的心血管表现：

- 主动脉扩张累及主动脉窦部。
- 二尖瓣脱垂。
- 40 岁以下患者二尖瓣环钙化。
- 40 岁以下患者肺动脉扩张（无肺动脉狭窄）。

主动脉瓣环扩张是指主动脉窦部及升主动脉近段的梨形扩张。

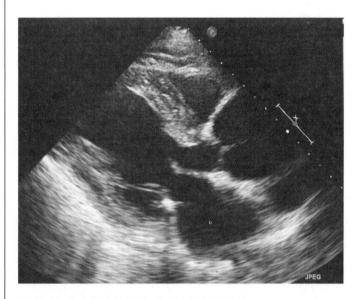

图 13.1 主动脉瓣环扩张：主动脉根部呈梨形。

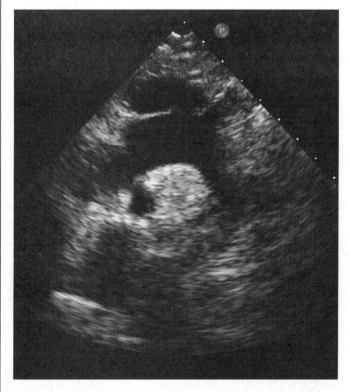

图 13.2 正常主动脉弓。

QR 13.1　主动脉窦部轻度扩张伴主动脉瓣叶变长、延伸。

QR 13.2a　升主动脉近段动脉瘤形成。

QR 13.2b　升主动脉近段动脉瘤形成。

QR 13.2c　升主动脉近段动脉瘤形成。

QR 13.2d　升主动脉近段动脉瘤形成。

QR 13.3　降主动脉动脉瘤形成。

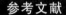

参考文献

Dean JC. Marfan syndrome: clinical diagnosis and management. *Eur J Hum Genet.* 2007;15:724-733.

答案：E

主动脉缩窄

"侧支循环损害？"

问题

下列关于主动脉缩窄的描述不正确的是？

A. 视诊可以做出诊断

B. 听诊可以做出诊断

C. 触诊可以做出诊断

D. 修复后预后正常

在用超声心动图诊断主动脉缩窄时，要求主动脉弓能够充分显像。仔细观察每例左室心肌肥厚患者的主动脉弓部、峡部和降主动脉是非常重要的。主动脉缩窄时，股动脉搏动较右侧桡动脉延迟；右上肢高血压和下肢低血压所致踝臂指数异常，所以经外周血管检查可能对部分患者做出诊断。

主动脉缩窄在后背可闻及响亮的收缩期杂音，最好的听诊部位在左侧肩胛间区。由于侧支循环,听诊可闻及收缩期或连续型杂音,X 线检查可见因侧支循环在肋骨上形成的切迹,这是预后良好的标志。如果合并有动脉导管未闭,可出现差异性发绀,即青紫的下肢末端与粉红色的右上臂。手术修复后高血压可持续存在,且预期寿命也可能受到影响。

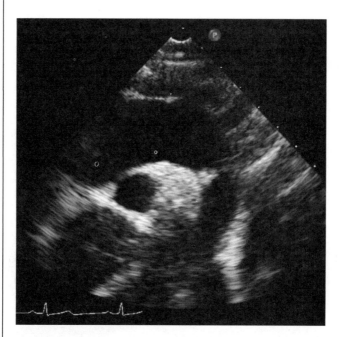

图 13.3　主动脉缩窄。

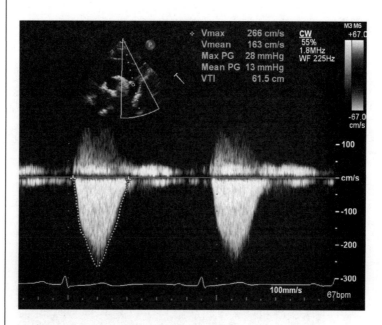

图 13.4　多普勒超声示轻度主动脉缩窄。

QR 13.4　主动脉缩窄。

QR 13.5　侧支循环血流汇入缩窄患者的降主动脉。

参考文献

Cohen M, Fuster V, Steele PM, et al. Coarctation of the aorta. Long-term followup and prediction of outcome after surgical correction. *Circulation.* 1989;80:840–845.

Campbell M. Natural history of coarctation of the aorta. *Br Heart J.* 1970;32:633–640.

Kreel L, al-Kutoubi MA. Two varieties of rib notching. *Postgrad Med J.* 1991;67:568–570. *Rib notching is bilateral and symmetrical. The notches are small, on the inferior margin of the posterior ribs, usually in pairs. The upper six ribs are most notably affected. The notches are produced by enlarged and tortuous intercostal arteries acting as collaterals from the upper aorta that bypass the coarctation.*

Gerbode F. A simple test to identify coarctation of the aorta. *Ann Surg.* 1976;184:615–617. *Differences in capillary filling can be shown after relieving a constriction of the foot and hand together in patients with coarctation. On squeezing the hand and foot together for a few seconds and then suddenly releasing the compression, one will immediately notice the red flushing of the hand. This contrasts with the white marble-like appearance of the slow capillary filling of the foot.*

答案:D

主动脉硬化

反问　**TEE 诊断主动脉硬化有哪些有悖于常理之处?**

主动脉硬化是脑血管事件风险性增加的标志。然而,硬化斑块常常发生在发出头臂血管之后的降主动脉里,采用 TEE 对诊断主动脉硬化总是很有必要。然而,由于过多的超声伪影,使得 TEE 很难显示升主动脉的硬化。有时,在手术室行插管术之前,可采用直接主动脉表面超声显示升主动脉,这种超声技术常常由外科医生操作,是普通搭桥手术前常规检查的补充。

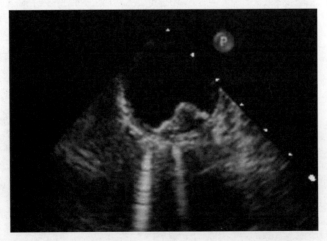

图 13.5　降主动脉硬化。

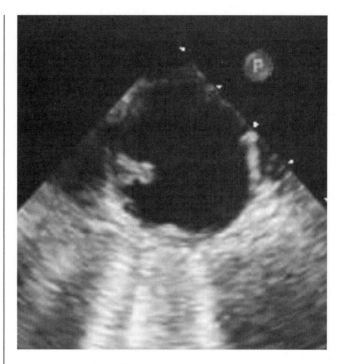

图 13.6　降主动脉硬化。

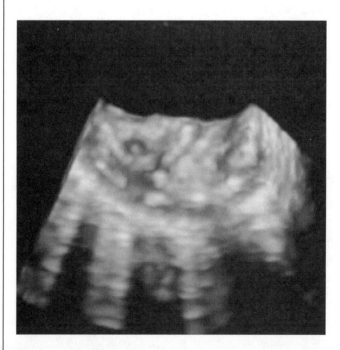

图 13.7　降主动脉硬化。

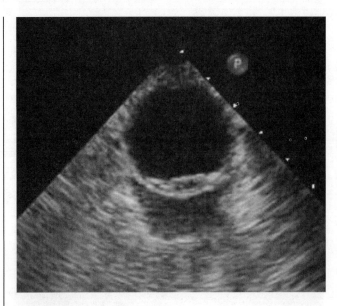

图 13.8　降主动脉硬化。

QR 13.6　扩张的降主动脉内的硬化斑块及其钙化——重度吸烟的患者。

参考文献

Evangelista A, Flachskampf FA, Erbel R, et al. Echocardiography in aortic diseases: EAE recommendations for clinical practice. *Eur J Echocardiogr.* 2011;11:645–58.

主动脉夹层

"渗出/反流/梗死。"

问题

　　一位 70 岁的高血压患者,突发后背撕裂样疼痛,超声心动图可能有如下发现,除外哪项?

　　A.心包积液

　　B.主动脉反流

　　C.左室下壁基底段运动消失

　　D.主动脉瓣环扩张

　　一般来说,对于主动脉夹层,这类患者的超声评价可采用经胸超声心动图。尽管经胸超声心动图可能无法显示剥离的内膜, 但可能会发现主动脉夹层的一些间接征象:心包积液、主动脉反流、左室下壁运动异常、主动脉瘤。急性主动脉夹层患者最常见的死亡原因是心包填塞。由于这类患者心包积液开始累积,经胸超声心动图可以显示心包腔内的液体。

　　注意:行心包穿刺术可使患者血流动力学更加恶化,甚至突然死亡。为了减轻心包填塞症状而采取的任何改善左心室功能的方法, 实际上都可能促使动脉内膜的进一步剥离, 急诊手术仍然是挽救急性升主动脉夹层患者生命的唯一治疗方案。如果剥离累及升主动脉近端,此时可能会影响主动脉瓣叶的对合,彩色多普勒可显示主动脉反流。内膜剥离还可以累及冠状动脉口，通常会累及右冠状动脉口，因而可能会出现左室下壁运动异常。在胸骨旁长轴和短轴切面，于心脏的后方可见降主动脉，在有些病例中可能会看到降主动脉内剥离的内膜，但必须注意要和伪影鉴别。在升主动脉近端常常有声学伪影，其类似于一个"真的"剥离的内膜。

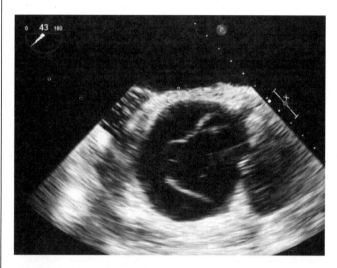

图 13.9　升主动脉内剥离的内膜。

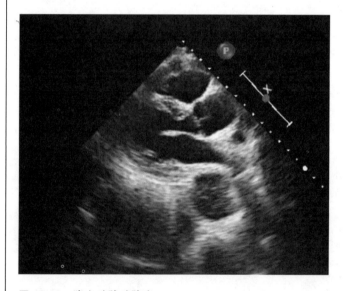

图 13.10　降主动脉动脉瘤。

QR 13.7a　降主动脉夹层。

QR 13.7b　降主动脉夹层。

QR 13.7c 降主动脉夹层。

QR 13.7d 降主动脉夹层。

QR 13.7e 降主动脉夹层。

QR 13.8a 升主动脉近端剥离的内膜。

QR 13.8b 升主动脉近端剥离的内膜。

QR 13.8c 升主动脉近端剥离的内膜。

QR 13.8d 升主动脉近端剥离的内膜。

QR 13.8e 升主动脉近端剥离的内膜。

QR 13.9 主动脉轻度瘤样扩张。剥离的内膜邻近右冠状动脉口（6点钟方向）。

QR 13.10 剥离的内膜邻近右冠状动脉口。

QR 13.11a　正常升主动脉内的伪影。

QR 13.11b　正常升主动脉内的伪影。

参考文献

Ramanath VS, Oh JK, Sundt TM 3rd, et al. Acute aortic syndromes and thoracic aortic aneurysm. *Mayo Clin Proc.* 2009;84:465–481.

Criado FJ. Aortic dissection: a 250-year perspective. *Tex Heart Inst J.* 2011;38:694–700.

答案:D(参见马方综合征章节)

壁内血肿

"一种非贯通性的主动脉夹层。"

问题

最有助于鉴别壁内血肿与主动脉夹层的超声心动图特征是什么？

A. 新月形

B. 新月形增厚

C. 位置

D. 无内膜撕裂

E. 新月形腔内无彩色血流

F. 溃疡状外观

壁内血肿是由于出血进入主动脉的中层形成的,最初与真腔是不连通的。血肿可能会变得越来越大,最终破裂进入真腔,从而进展为主动脉夹层;也可保持不变,甚至可以消退。经食管超声心动图检查为"新月形"表现,快速增长的新月形的厚度(连续的 CT 扫描)有助于和广泛主动脉硬化患者的稳定斑块相鉴别。

如同主动脉夹层,壁内血肿的位置可发生于升主动脉或胸主动脉降段。其临床表现也与主动脉夹层类似。根据定义,壁内血肿的新月形内并无血流。如果病情进一步进展,出现内膜撕裂并与真腔连通,此时,新月形内会检出血流,这表明壁内血肿已经进展到了主动脉夹层,但在非夹层部分仍有可能表现为一个新月形的外观。

壁内血肿最初的病理定义为不伴有内膜撕裂的夹层。超声心动图可能无法通过直观显示撕裂的部分来检查是否同时伴有内膜撕裂。假腔内出现血流是鉴别是否伴有内膜撕裂最好的间接征象。

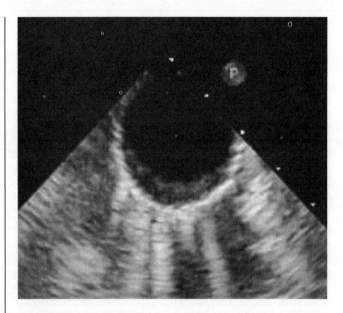

图 13.11   位于胸主动脉降段内的新月形壁内血肿。

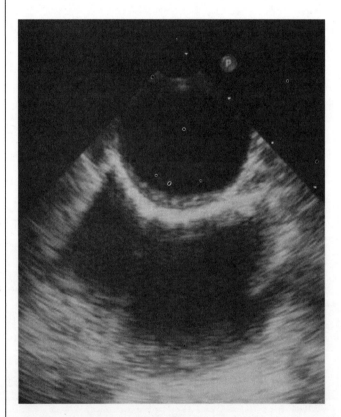

图 13.12   位于胸主动脉降段内的新月形壁内血肿。

穿透性主动脉溃疡

穿透性主动脉溃疡是指穿透到血管中膜的主动脉硬化性病变。病理上可能类似于消化性溃疡,因此得名。溃疡的火山口可能是局部降主动脉夹层的起源。由于最初的溃疡较小,导致超声心动图诊断困难。

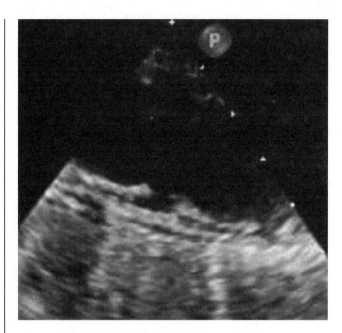

图 13.13 穿透性主动脉溃疡。

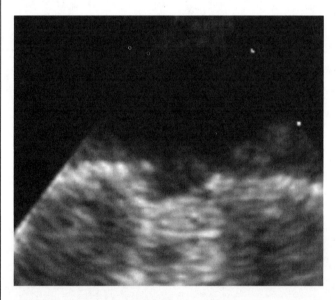

图 13.14 穿透性主动脉溃疡。

QR 13.12 位于胸主动脉降段内的穿透性主动脉溃疡以及活动性粥样硬化斑块。

参考文献

Sundt TM. Intramural hematoma and penetrating atherosclerotic ulcer of the aorta. *Ann Thorac Surg.* 2007;83:S835–S841.

答案:E

术中主动脉空气

在术后恢复室,对二尖瓣修复和冠状动脉旁路术后的患者行急诊 TEE 检查,下列哪项超声心动图表现可以解释患者术后出现的低血压与颈静脉怒张?

A. 心脏破裂及心包填塞

B. 左室下壁运动消失

C. 新出现的左室前壁运动消失

D. 新出现的右室心肌梗死

主动脉右冠状动脉窦的位置比左冠状动脉窦更低一些,这样一来,术后残留在主动脉内的空气会优先进入(或者说飘入)右冠状动脉窦。当冠状动脉旁路移植术结束时,空气栓塞更容易发生在右冠状动脉。

在行冠状动脉旁路移植术时,右冠状动脉口也位于升主动脉上方。二尖瓣手术常常同时伴随右冠状动脉旁路移植术,这会由于术后即刻出现的空气栓塞使得病情复杂化。因此,在术后恢复室内行急诊 TEE 检查时要高度注意有无室壁运动的异常。如果外科医生在心内植入机械瓣膜提高心脏,可能会导致后者破裂。

参考文献

Draganov J, Scheeren TW. Incidental detection of paradoxical air embolism with a transoesophageal Doppler probe inserted for measuring descending aortic blood flow. *Br J Anaesth*. 2003;90:520–522.

Fathi AR, Eshtehardi P, Meier B. Patent foramen ovale and neurosurgery in sitting position: a systematic review. *Br J Anaesth*. 2009;102:588–596.

答案:D

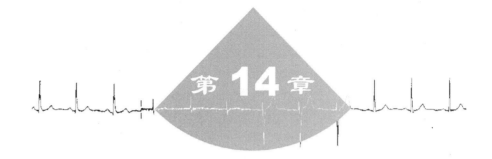

第14章

心脏肿瘤

血性囊肿

"近似恶性病变的良性肿块"

问题

与血性囊肿的超声心动图表现相似的情况包括以下几种,除了?

A. 赘生物

B. Libman-Sacks 心内膜炎(疣状心内膜炎)

C. 二尖瓣腱索乳头状弹力纤维瘤

D. 融合主动脉瓣切迹

血性囊肿是先天性的薄壁囊肿,其内充满血液。大小从微小肉眼看不见到 3m 不等。然而,血性囊肿也可以很大或者多发,以至于被超声心动图检查出来。那些能够被二维超声所识别的病例,如果有血流动力学的改变,也可以被多普勒超声所探及。

它们通常位于房室瓣且沿着关闭线分布。在不到 2 个月大的婴儿尸检中,近一半的婴儿心瓣膜中均存在,但是在 2 岁以上的患儿尸检中就鲜有发现了。因为它们是良性的,可以由后续的超声心动图随访监测。外科手术切除仅限于那些非常少见的、影响正常心脏功能的患者。

参考文献

Park MH, Jung SY, Youn HJ, et al. Blood cyst of subvalvular apparatus of the mitral valve in an adult. *J Cardiovasc Ultrasound.* 2012;20:146–149.

Agac MT, Acar Z, Turan T, et al. Blood cyst of tricuspid valve: an incidental finding in a patient with ventricular septal defect. *Eur J Echocardiogr.* 2009;10:588–589.

答案:C

主动脉肿瘤

软组织肉瘤是心脏、心包及大血管常见的恶性肿瘤。它的主要特点是罕见、不典型和不易发现。肿瘤如果部分脱落形成栓子,堵塞肺血管和外周血管,症状和血栓性疾病相似。血管肉瘤是最常见的心脏肉瘤,具有侵袭性且通常在发生在右房。

心脏卡波西肉瘤见于 AIDS 患者和器官移植者免疫抑制治疗后。多数主动脉及肺动脉的早期肉瘤归类为内膜肉瘤。

平滑肌肉瘤主要发生在肌肉动脉和大静脉中。肉瘤可通过外科手术切除治愈或缓解,但技术上非常有挑战。辅助性的化疗和放疗也可以减轻症状和提高生存率。

参考文献

Raaf HN, Raaf JH. Sarcomas related to the heart and vasculature. *Semin Surg Oncol.* 1994;10:374–382.

Yasuda T, Yamamoto S, Yamaguchi S, et al. Leiomyosarcoma of the thoracic aorta. *Jpn J Thorac Cardiovasc Surg.* 1999;47:510–513. *A patient clinically suspected of dissecting aortic aneurysm underwent surgery. The descending thoracic aorta was found to be filled with a soft, yellow leiomyosarcoma.*

Lerakis S, Clements SD, Taylor WR, et al. Transesophageal echocardiography detection of an esophageal sarcoma mimicking aortic dissection. *J Am Soc Echocardiogr.* 2000;13:619–621.

Burke AP, Virmani R. Sarcomas of the great vessels. A clinicopathologic study. *Cancer.* 1993;71:1761–1773.

Székely E, Kulka J, Miklós I, et al. Leiomyosarcomas of great vessels. *Pathol Oncol Res.* 2000;6:233–236.

Sessa B, Iannicelli E, Caterino S, et al. Imaging of leiomyosarcoma of the inferior vena cava: comparison of 2 cases and review of the literature. *Cancer Imaging.* 2010;10:80–84.

Hsing JM, Thakkar SG, Borden EC, et al. Intimal pulmonary artery sarcoma presenting as dyspnea: case report. *Int Semin Surg Oncol.* 2007;4:14.

Yusuf SW, Bathina JD, Qureshi S, et al. Cardiac tumors in a tertiary care cancer hospital: clinical features, echocardiographic findings, treatment and outcomes. *Heart Int.* 2012;7:e4.

各种各样的心脏肿瘤、肿块和血栓

"发生在房间隔上一般是肿瘤,在瓣膜上的多是赘生物,心耳中的则是血栓。"

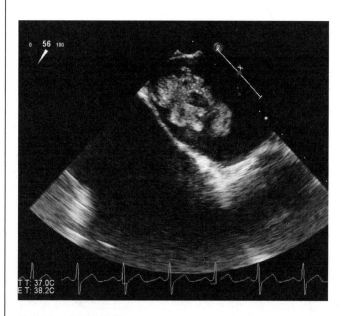

图 14.1　左房黏液瘤。

QR 14.1　左房黏液瘤。

QR 14.2a　左房黏液瘤。

QR 14.2b　左房黏液瘤。

QR 14.2c　左房黏液瘤。

QR 14.2d　左房黏液瘤。

QR 14.2e　左房黏液瘤。

QR 14.2f　左房黏液瘤。

QR 14.3a　房颤对左房黏液瘤的运动产生的机械作用。

QR 14.3b　房颤对左房黏液瘤的运动产生的机械作用。

QR 14.4　左房黏液瘤合并卵圆孔未闭。

QR 14.5　左房黏液瘤延伸到右上肺静脉。

QR 14.6a　右房黏液瘤。

QR 14.6b　右房黏液瘤。

QR 14.6c　右房黏液瘤。

QR 14.7　心脏纤维瘤。

QR 14.8　乳腺癌转移浸润左心室,恶性心包积液。

QR 14.9　肺癌转移致左右心房广泛肿瘤浸润。

QR 14.10　肝素治疗降主动脉内活动易碎的血栓,引起了血小板减少。

QR 14.11a　血栓(不是肿瘤)附着在通过上腔静脉进入右心房的导管上。导管头部有生理盐水流出。

QR 14.11b　血栓(不是肿瘤)附着在通过上腔静脉进入右心房的导管上。导管头部有生理盐水流出。

QR 14.11c　血栓(不是肿瘤)附着在通过上腔静脉进入右心房的导管上。导管头部有生理盐水流出。

QR 14.12　位于上腔静脉的血栓。

QR 14.13a　在左心耳和左肺静脉之间的正常房壁折叠部分不应该错当成肿块。

QR 14.13b　在左心耳和左肺静脉之间的正常房壁折叠部分不应该错当成肿块。

QR 14.14　正常解剖——没有肿瘤。图像中随心动周期不时可以见到肥厚的左室乳头肌。它们不应被误认为肿瘤。

OR14.15　扩张型心肌病中的二尖瓣下腱索(并不少见)。这些解剖结构不同程度活动,有可能错误地提示为肿瘤或者血栓。

QR 14.16　像肿瘤的一些心内结构。左室心尖部小梁结构及右房界嵴。

QR 14.17a　肺静脉血栓。

QR 14.17b　肺静脉血栓。

QR 14.18　巨大的食管裂孔疝压迫影响左房后壁。嘱患者用吸管小口吸碳酸饮料,脉冲多普勒用来"听""叮铃声"以确诊。

QR 14.19　房间隔脂肪瘤样肥厚。脂肪浸润并未延伸至卵圆窝膜处,形成哑铃形表现。

QR 14.20a　肺癌浸润房壁且阻碍腔静脉血流入。

QR 14.20b　肺癌浸润房壁且阻碍腔静脉血流入。

QR 14.20c　肺癌浸润房壁且阻碍腔静脉血流入。

QR 14.20d　肺癌浸润房壁且阻碍腔静脉血流入。

QR 14.20e 肺癌浸润房壁且阻碍腔静脉血流入。

参考文献

Lee KA, Kirkpatrick JG, Moran JM, et al. Left ventricular fibroma masquerading as postinfarction myocardial rupture. *Ann Thorac Surg.* 1999;68:580–582.

Ohnishi M, Niwayama H, Miyazawa Y, et al. [Echocardiography in patients with malignant metastatic neoplasms of the heart and great vessels]. [Article in Japanese] *J Cardiol.* 1990;20:377–384.

Vidaillet HJ Jr, Seward JB, Fyke FE 3rd, et al. "Syndrome myxoma": a subset of patients with cardiac myxoma associated with pigmented skin lesions and peripheral and endocrine neoplasms. *Br Heart J.* 1987;57:247–255.

Bosi G, Lintermans JP, Pellegrino PA, et al. The natural history of cardiac rhabdomyoma with and without tuberous sclerosis. *Acta Paediatr.* 1996;85:928–931.

Kullo IJ, Oh JK, Keeney GL, et al. Intracardiac leiomyomatosis: echocardiographic features. *Chest.* 1999;115:587–591.

Sterns LP, Eliot RS, Varco RL, et al. Intracavitary cardiac neoplasms. A review of fifteen cases. *Br Heart J.* 1966;28:75–83.

Lam KY, Dickens P, Chan AC. Tumors of the heart. A 20-year experience with a review of 12,485 consecutive autopsies. *Arch Pathol Lab Med.* 1993;117:1027–1031.

来自中国香港大学病理学系的报告显示：心脏最常见的三种肿瘤分别是肺腺癌、食管癌、淋巴瘤。心包(包括壁层心包)是转移性肿瘤最常累及的部位,其次是心肌和心内膜。

在心脏继发性肿瘤中 (转移和局部浸润), 男性最常见的肿瘤是肺癌(31.7%)、食管癌(28.7%)、淋巴瘤(11.9%)、肝癌(6.9%)、白血病(11.9%)、消化道肿瘤(6.9%)。女性则为肺癌(35.9%)、淋巴瘤(17.0%)、乳腺癌(7.5%)及胰腺癌(7.5%)。

这项研究提示食管癌和肝癌的比例高于其他研究结果 (折射出中国香港地区的发病率较高),但乳腺癌比例低于之前的报道。肺癌中腺癌的占比也异乎寻常的高。

乳头状弹力纤维瘤

"*高质量的 TEE 图像增加了心内膜炎诊断的敏感性,但降低了特异性。*"

问题

在没有发热和阳性血培养结果的情况下,主动脉瓣的活动性高回声可能是以下哪个或哪些表现?

A. Lambl 赘生物

B. 乳头状弹力纤维瘤

C. 主动脉瓣叶裂

D. 半月瓣小结

E. 抗磷脂抗体综合征

瓣膜赘生物通常看起来"毛茸茸的"。Lambl 赘生物在组织结构上呈薄片状或丝状,在超声上则呈一缕细小的回声。

乳头弹力状纤维瘤在组织结构学上常被描述成"分叶状"。超声心动图上则表现为"闪烁性"的赘生物。抗磷脂抗体综合征则显示赘生物"接吻征"。主动脉瓣叶裂在超声上并不能直接显示。半月瓣小结在尸检中极易触诊到,但是很少能够增厚到在正常主动脉瓣超声检查中显示。

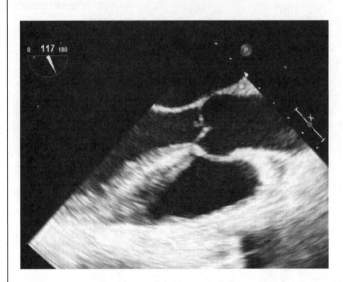

图 14.2　主动脉瓣上的乳头状弹力纤维瘤。

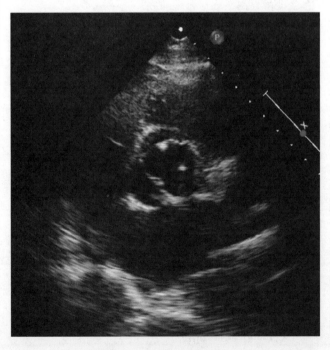

图 14.3　主动脉瓣叶上的半月瓣小结。

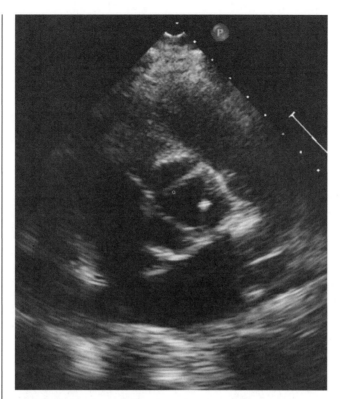

图 14.4 左冠瓣上钙化的半月瓣小结。

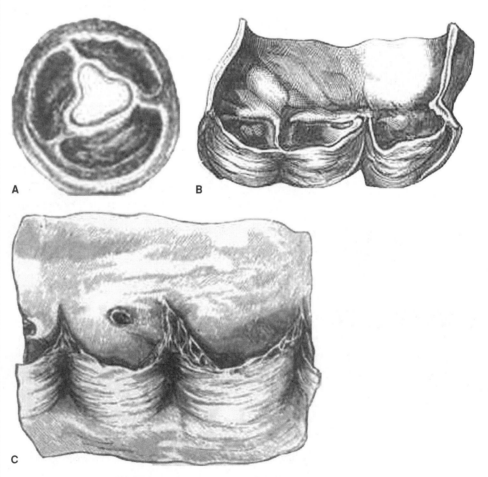

图 14.5 (A)半月瓣单瓣畸形。(B)不对称的主动脉瓣叶。(C)主动脉瓣叶裂。[From Coats J, Sutherland LK(Eds). A manual of pathology. London:Longmans,Green and C.;1900.]

QR 14.21a　Lambl 赘生物附着在主动脉瓣叶的左室面。

QR 14.21b　Lambl 赘生物附着在主动脉瓣叶的左室面。

QR 14.21c　Lambl 赘生物附着在主动脉瓣叶的左室面。

QR 14.21d　Lambl 赘生物附着在主动脉瓣叶的左室面。

QR 14.21e　Lambl 赘生物附着在主动脉瓣叶的左室面。

QR 14.21g　Lambl 赘生物附着在主动脉瓣叶的左室面。

QR 14.21g　Lambl 赘生物附着在主动脉瓣叶的左室面。

QR 14.21h　Lambl 赘生物附着在主动脉瓣叶的左室面。

参考文献

Edwards FH, Hale D, Cohen A, et al. Primary cardiac valve tumors. *Ann Thorac Surg.* 1991;52:1127–1131.

Sun JP, Asher CR, Yang XS, et al. Clinical and echocardiographic characteristics of papillary fibroelastomas: a retrospective and prospective study in 162 patients. *Circulation.* 2001;103:2687–2693.

Colucci V, Alberti A, Bonacina E, et al. Papillary fibroelastoma of the mitral valve. A rare cause of embolic events. *Tex Heart Inst J.* 1995;22:327–331.

Perez JE, Cordova F, Cintron G. Diastolic opening of the aortic valve in a case of aortic insufficiency due to aortic valve fenestration. *Cardiovasc Dis.* 1978;5:254–257.

答案：A、B、E

超声物理学基础

谐波

问题

你坐在客厅里阅读这本书。突然,门廊传来一阵噪音。你透过纱窗从亮堂的房间往黑暗的门廊看去。那么,泛音能给我们带来什么提示?

A. 走廊上有个失业的超声科医生,只有给他比萨才能让他走开

B. 客厅的光线穿过纱窗照到超声科医生身上,又透过纱窗,回到你的眼睛

C. 关闭房间的灯,打开走廊的灯,你会看得更清楚

D. 答案 B 类似于本机换能器频率扫描

E. 答案 C 类似于谐波扫描

受到超声波作用的组织会产生一种新的振动,这种振动的频率是原始频率的一倍。原始频率的两倍是第一次谐波。在第一次谐波的作用下,受到超声波作用的组织将新的频率发送回传感器。第一次谐波超声只能从组织传到传感器(单程)。原始的频率可以被过滤掉。如果超声只能按单程传播,那就没法进行超声波检查了。

参考文献

Turner SP, Monaghan MJ. Tissue harmonic imaging for standard left ventricular measurements: fundamentally flawed? *Eur J Echocardiogr.* 2006;7:9–15.

Boote EJ. AAPM/RSNA physics tutorial for residents: topics in US: Doppler US techniques: concepts of blood flow detection and flow dynamics. *Radiographics.* 2003;23:1315–1327.

Mitchell DG. Color Doppler imaging: principles, limitations, and artifacts. *Radiology.* 1990;177:1–10.

答案:以上都是

超声伪影

主动脉机械瓣常规随访超声心动图提示机械瓣左心室侧回声增强。这一发现用什么假设的机制来解释呢?

A. 固有频率

B. 混响

C. 溶血

D. 空化作用

空化作用这个词来源于潜艇术语,用于解释螺旋桨的噪音。空化作用决定了螺旋桨的设计和制造必须非常精确。水中旋转的螺旋桨产生的空化能量具有足够的破坏力,最终可以破坏螺旋桨的金属。同样的道理,机械瓣关闭所产生的空化能量可将血液中的气体释放出来。

- **小贴士**   当使用机器固有频率扫描患者时,空化效应通常不可见。

要想证明空化效应的存在,需要使用谐波成像技术。

打开和关闭谐波可很容易地证明空化的存在。

QR 15.1a   空化伪影——二尖瓣双叶机械瓣。

QR 15.1b   空化伪影——二尖瓣双叶机械瓣。

QR 15.2a   乳房假体产生的混响伪影干扰成像。

QR 15.2b   乳房假体产生的混响伪影干扰成像。

QR 15.3   右室流出道内导管的混响伪影。

QR 15.4　通过主动脉瓣的心室辅助装置所产生的混响伪影。

QR 15.5　右心房起搏导线所产生的混响伪影,错误地提示在心包腔内存在某种东西。沿着同一声束,越过心包壁存在一个衰减伪影。右房壁并没有塌陷。

QR 15.6　心尖伪影提示血栓。下壁心肌运动正常,很难形成血栓。

QR 15.7　心尖伪影。通过伪影仍然可以识别真正的心内膜。

QR 15.8　模糊的心尖和左室侧壁心内膜反射出现的伪影。

QR 15.9a　三尖瓣环所产生的伪影错误地提示左心房肿块。

QR 15.9b　三尖瓣环所产生的伪影错误地提示左心房肿块。

QR 15.9c　三尖瓣环所产生的伪影错误地提示左心房肿块。

QR 15.9d　三尖瓣环所产生的伪影错误地提示左心房肿块。

QR 15.10　二尖瓣伪影。

QR 15.11　起搏器导线出现超声波镜面反射。

QR 15.12　起搏器导线引起的少见的分散伪影。

QR 15.13　生物主动脉瓣引起的横向伪影。

QR 15.14　机械主动脉瓣引起的混响和横向伪影。

QR 15.15　生物二尖瓣环引起的轻度衰减伪影。

QR 15.16　二尖瓣环钙化引起的衰减伪影。

QR 15.17　超声的吸收及衰减使左室下壁不易显示。

参考文献

Russell D, Brucher R. Online automatic discrimination between solid and gaseous cerebral microemboli with the first multifrequency transcranial Doppler. *Stroke*. 2002;3:1975–1980.

Stride EP, Coussios CC. Cavitation and contrast: the use of bubbles in ultrasound imaging and therapy. *Proc Inst Mech Eng H*. 2010;224:171–191.

de Jong N, Emmer M, van Wamel A, et al. Ultrasonic characterization of ultrasound contrast agents. *Med Biol Eng Comput*. 2009;47:861–873.

Stewart MJ. Contrast echocardiography. *Heart*. 2003;89:342–348.

Cosyns B, Roossens B, Hernot S, et al. Use of contrast echocardiography in intensive care and at the emergency room. *Curr Cardiol Rev*. 2011;7:157–162.

Gillman LM, Kirkpatrick AW. Portable bedside ultrasound: the visual stethoscope of the 21st century. *Scand J Trauma Resusc Emerg Med*. 2012;20:18.

Gargani L. Lung ultrasound: a new tool for the cardiologist. *Cardiovasc Ultrasound*. 2011;9:6.

Prabhu M, Raju D, Pauli H. Transesophageal echocardiography: instrumentation and system controls. *Ann Card Anaesth*. 2012;15:144–155.

答案:D

第16章

超声心动图切面

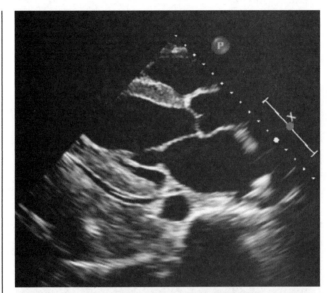

图 16.1　胸骨旁左室长轴切面。

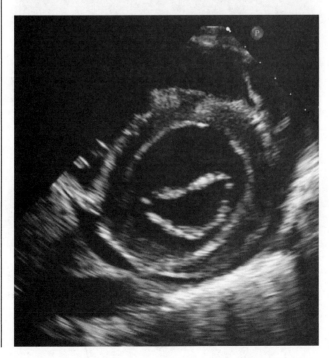

图 16.2　二尖瓣短轴切面。

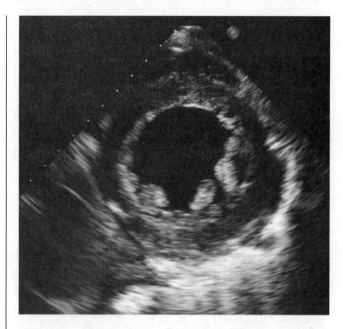

图 16.3　乳突肌短轴切面。

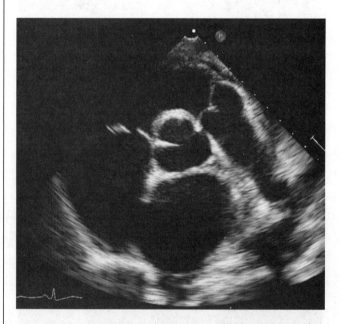

图 16.4　大动脉短轴切面，显示三尖瓣、主动脉瓣和肺动脉瓣。

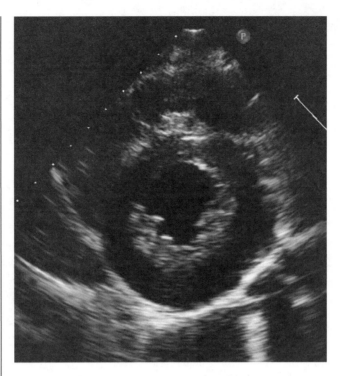

图 16.5　左室心肌的回声失落,主要原因是仪器设置。探头只有感应到回声才能产生图像。如果超声波经过质地均匀的组织(像这个病例中的心室心肌)时,回声失落严重,就要适当地调整增益。

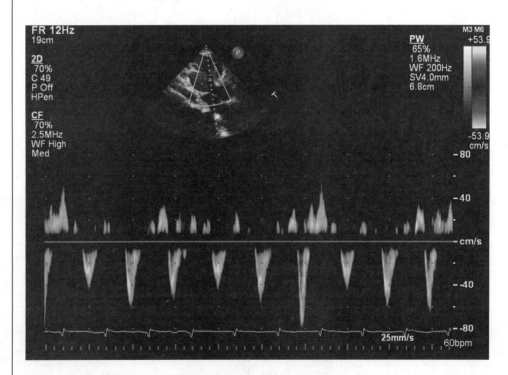

图 16.6　呼吸时肝静脉血流的周期性变化。

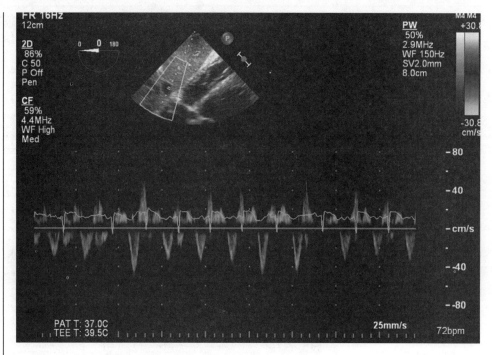

图 16.7　呼吸时肝静脉血流的周期性变化。

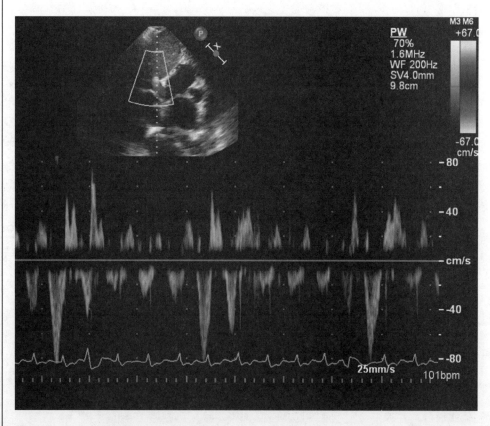

图 16.8　呼吸时肝静脉血流的周期性变化。在这个病例中,两次早搏的影响比呼吸影响小。

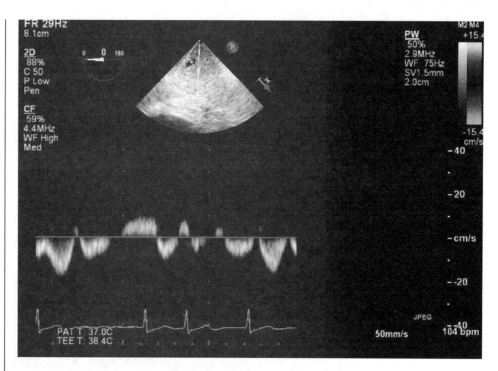

图 16.9　房颤时肝静脉血流的周期性变化。

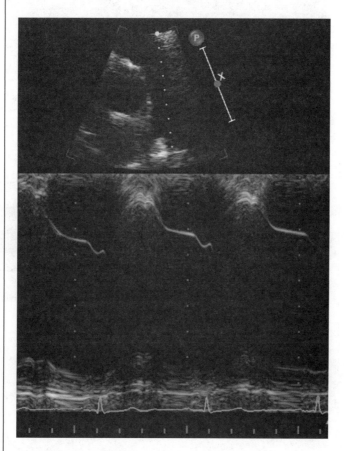

图 16.10　正常肺动脉瓣 A 波。

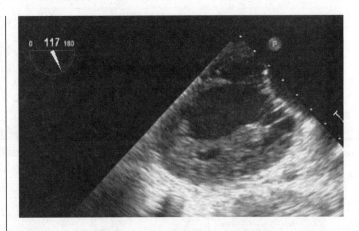

图 16.11   连接乳突肌与二尖瓣的腱索。连接到瓣尖的被称为一级腱索。连接到其他部位的被称为次级腱索。

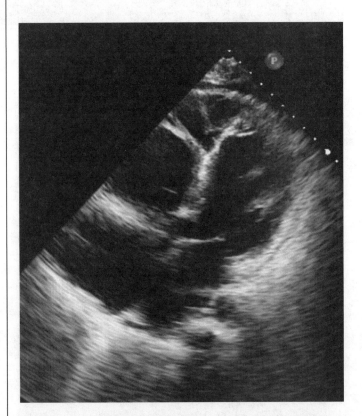

图 16.12   扩大的右心室及其调节束。

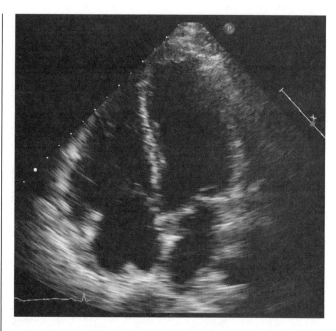

图 16.13 不要把右心房内突起的终末嵴误认为是肿瘤,它是正常的解剖特征。

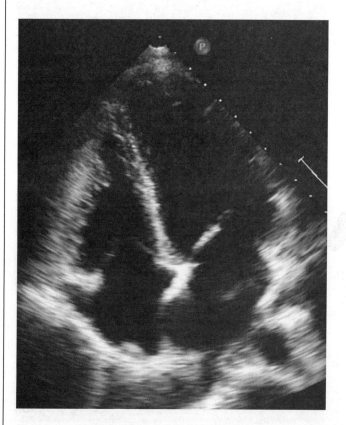

图 16.14 不要把右心房内突起的终末嵴误认为是肿瘤,它是正常的解剖特征。

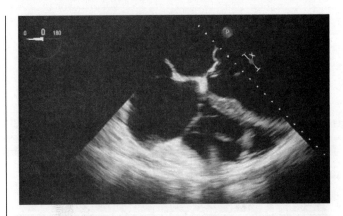

图 16.15   食管中段切面显示房间隔。

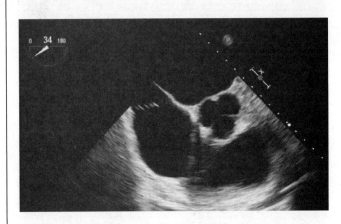

图 16.16   食管中段切面显示下腔静脉瓣。

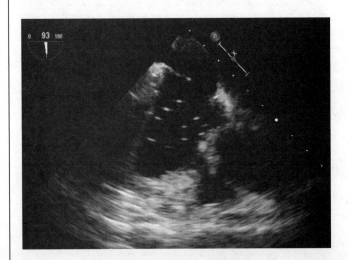

图 16.17   伪影:震荡盐水气泡位于下腔静脉瓣的一侧。这种表现不要与房间隔缺损相混淆。

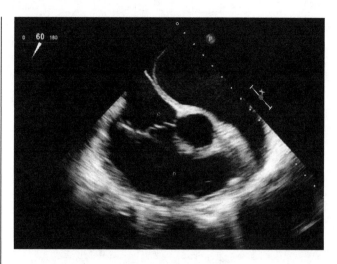

图 16.18　正常的下腔静脉瓣附着于房间隔上。

下腔静脉瓣心内膜炎

　　这种罕见的疾病,有助于静脉成瘾者感染性心内膜炎的鉴别诊断,但通常需要经食管超声心动图做出诊断。

参考文献

Limacher MC, Gutgesell HP, Vick GW, et al. Echocardiographic anatomy of the eustachian valve. *Am J Cardiol*. 1986;57:363–365.

Marek D, Sovova E, Kocianova E. The prevalence of eustachian valve on transoesophageal echo examination. *Biomed Pap Med Fac Univ Palacky Olomouc Czech Repub*. 2011;155:283–285.

Alreja G, Lotfi A. Eustachian valve endocarditis: rare case reports and review of literature. *J Cardiovasc Dis Res*. 2011;2:181–5.

Bowers J, Krimsky W, Gradon JD. The pitfalls of transthoracic echocardiography. A case of eustachian valve endocarditis. *Tex Heart Inst J*. 2001;28:57–59.

James PR, Dawson D, Hardman SM. Eustachian valve endocarditis diagnosed by transesophageal echocardiography. *Heart*. 1999;81:91.

Vilacosta I, San Roman JA, Roca V. Eustachian valve endocarditis. *Br Heart J*. 1990;64:340–341.

Edwards AD, Vickers MA, Morgan CJ. Infective endocarditis affecting the eustachian valve. *Br Heart J*. 1986;56:561–562.

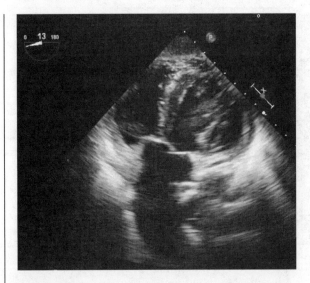

图 16.19　TEE 经胃切面观察主动脉。

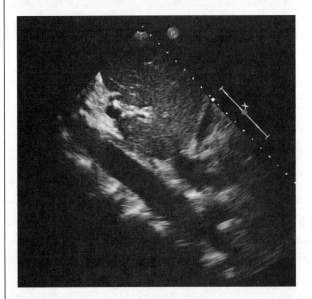

图 16.20　剑突下降主动脉切面。

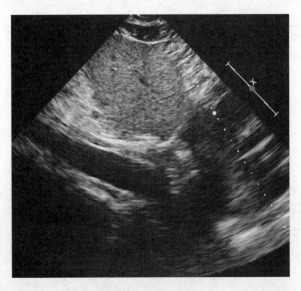

图 16.21　剑突下降主动脉切面。

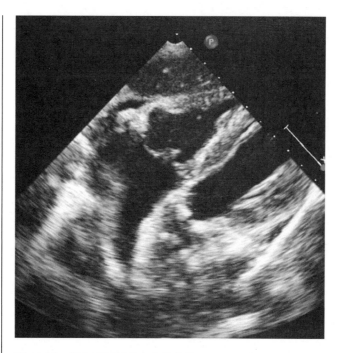

图 16.22　剑突下切面观察上腔静脉。

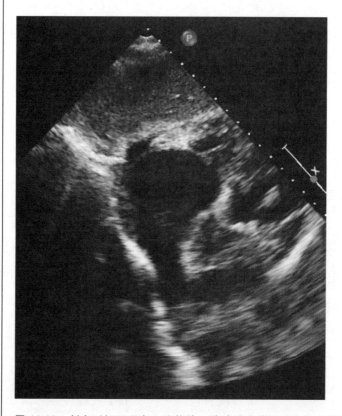

图 16.23　剑突下切面观察上腔静脉。脉冲波多普勒可以用来帮助理解颈静脉体格检查的原理。

QR 16.1 正常主动脉瓣叶。

QR 16.2a 正常三叶主动脉瓣膜的 TEE 检查。

QR 16.2b 正常三叶主动脉瓣膜的 TEE 检查。

QR 16.2c 正常三叶主动脉瓣膜的 TEE 检查。

QR 16.3 正常二尖瓣瓣叶。

QR 16.4 大动脉短轴切面,显示三尖瓣、主动脉瓣和肺动脉瓣。少量心包积液。

QR 16.5 二尖瓣短轴切面。中度心包积液。

QR 16.6 在此切面中,两个二尖瓣瓣叶连接在同一个乳突肌上。

QR 16.7 胸骨旁长轴切面:左心室肥厚一般在短轴切面评估。在某些情况下,此切面显示左心室肥厚,心尖四腔心切面却显示室壁厚度正常。心电图发现的左心室肥大,一直是有用的临床指标。

QR 16.8 正常左心室的短轴切面。

QR 16.9　少量的心包积液。

QR 16.10　正常经胃 TEE 短轴切面。

QR 16.11　二尖瓣乳头肌短轴切面图。中量心包积液。

QR 16.12　三尖瓣的 TEE 表现。

QR 16.13　左心室造影的短轴切面。

QR 16.14　肺动脉分叉。右肺动脉分支位于图像的左边。

QR 16.15　右肺动脉分支位于心房后面。

QR 16.16　食管中上段切面显示右上肺静脉，上腔静脉和主动脉显示其横断面，右肺动脉长轴位于上方。震荡盐水位于静脉中，升主动脉轻度扩张。血压增加时上腔静脉会由三角形变为圆形。

QR 16.17　下腔静脉随心动周期搏动，提示右心房压力正常。

QR 16.18　升主动脉。

QR 16.19a　胸部降主动脉。

QR 16.19b　胸腹部降主动脉。

QR 16.19c　胸腹部降主动脉。

QR 16.20　主动脉瓣膜功能正常的年轻人,可以发现主动脉明显的收缩及扩张。

QR 16.21　剑突下切面显示三尖瓣、肺动脉瓣和主动脉瓣。注意肺动脉是分叉状的。

QR 16.22　剑突下切面显示冠状静脉窦。冠状静脉窦被脊柱侧凸、食管裂孔疝或降主动脉瘤压迫,可能会加快汇入右心房的血流速度。

QR 16.23　中心静脉导管从上腔静脉进入右心房。

QR 16.24　胸骨旁长轴切面显示心脏移植手术后左心房的缝线。

QR 16.25　经胃 TEE 切面,显示降主动脉上面的肠系膜上动脉。

QR 16.26　正常的主动脉弓和降主动脉的彩色血流。从胸骨上切面获得的图像。主动脉弓分支收缩期红色血流(方向指向探头)。舒张早期降主动脉有正常、短暂的红色反流束。

QR 16.27　剑突下右心室流入和流出道切面。

QR 16.28　右心室心尖：经胃 TEE 切面。

QR 16.29　右心房界嵴。

QR 16.30　冠状静脉窦流入右心房。

QR 16.31　右心室调节束会随着右心室的扩张更为明显。在扩大的右室腔内，右室调节束比血栓更常见。

QR 16.32a　左心室假腱索。

QR 16.32b　左心室假腱索。

QR 16.33a　经胸超声偶然显示的左心耳。

QR 16.33b　经胸超声偶然显示的左心耳。

QR 16.33c　经胸超声偶然显示的左心耳。

QR 16.34　剑突下切面。左心房轻度扩张。在整个心动周期中,心房间的隔膜向右心房膨出。

QR 16.35　从剑突下获取的短轴切面。

QR 16.36　经胃的 TEE 短轴切面。

QR 16.37　超声从背后偶然发现的心房后壁(胸腔积液提供了声窗)。

QR 16.38　正常肺动脉的短轴切面。有肺部疾病的患者,胸骨旁图像质量可能比不上剑突下切面。

QR 16.39　来自食管上段切面中的血管解剖。屏幕上从左到右为右肺上静脉、上腔静脉(有一条导管在管腔内)、升主动脉(管腔内有旁瓣伪影)和主肺动脉(充满对比剂)。右肺动脉分支位于屏幕的顶部(其内也有对比剂)。

QR 16.40　在下腔静脉和脊柱之间的奇静脉。忽略彩色血流的伪影。

QR 16.41　右心房"底部":冠状静脉窦和下腔静脉。

QR 16.42a　主动脉弓的解剖。

QR 16.42b　主动脉弓的解剖。

QR 16.43　主动脉弓的检查,朝向探头的血流可能是来自无名动脉或左颈动脉分支。

左肺静脉前庭的解剖及心内超声心动图

　　左肺静脉前庭有四个壁,分别是后壁、顶部、底部和马歇尔嵴。马歇尔嵴是马歇尔韧带(见参考文献)向心脏内突出所致。马歇尔嵴是左肺静脉和左心耳的解剖分界。左肺静脉前庭的顶部邻接心外膜的 Bachmann 束。后壁和底部在解剖上和超声心动图特征上有很多变异。

参考文献

Cabrera JA, Ho SY, Climent V, et al. The architecture of the left lateral atrial wall: a particular anatomic region with implications for ablation of atrial fibrillation. *Eur Heart J*. 2008;29:356–362.

de Oliveira IM, Scanavacca MI, Correia AT, et al. Anatomic relations of the Marshall vein: importance for catheterization of the coronary sinus in ablation procedures. *Europace*. 2007;9:915–919.

Kim DT, Lai AC, Hwang C, et al. The ligament of Marshall: a structural analysis in human hearts with implications for atrial arrhythmias. *J Am Coll Cardiol*. 2000;36:1324–1327.

第17章

心脏造影

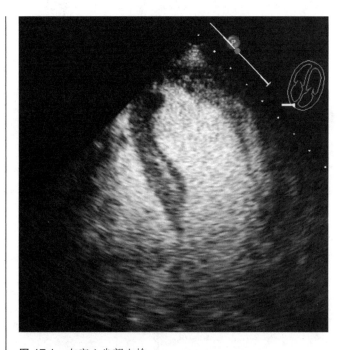

图 17.1 左室心尖部血栓。

QR 17.1a 正常室壁运动。

QR 17.1b 正常室壁运动。

QR 17.1c 正常室壁运动。

QR 17.1d　正常室壁运动。

QR 17.2　正常室壁运动。室间隔造影剂显像。室性早搏。

QR 17.3a　在造影剂对比下,清晰显示的左室心尖部肌小梁结构。

QR 17.3b　在造影剂对比下,清晰显示的左室心尖部肌小梁结构。

QR 17.3c　在造影剂对比下,清晰显示的左室心尖部肌小梁结构。

QR 17.4a　左室前壁心尖部室壁瘤。

QR 17.4b　左室前壁心尖部室壁瘤。

QR 17.4c　左室前壁心尖部室壁瘤。

QR 17.5a　左室心尖部室壁瘤。

QR 17.5b　左室心尖部室壁瘤。

QR 17.5c　左室心尖部室壁瘤。

QR 17.6　巨大的前间壁室壁瘤。短轴观。

QR 17.7　因衰减伪影的影响,在胸骨旁左室长轴观切面不能评价左室下壁的室壁运动。

QR 17.8a　乳头肌造影剂阴性显像。

QR 17.8b　乳头肌造影剂阴性显像。

QR 17.8c　乳头肌造影剂阴性显像。

QR 17.8d　乳头肌造影剂阴性显像。

QR 17.9　心尖部血栓造影剂阴性显像。

QR 17.10a　扩张型心肌病。

QR 17.10b　扩张型心肌病。

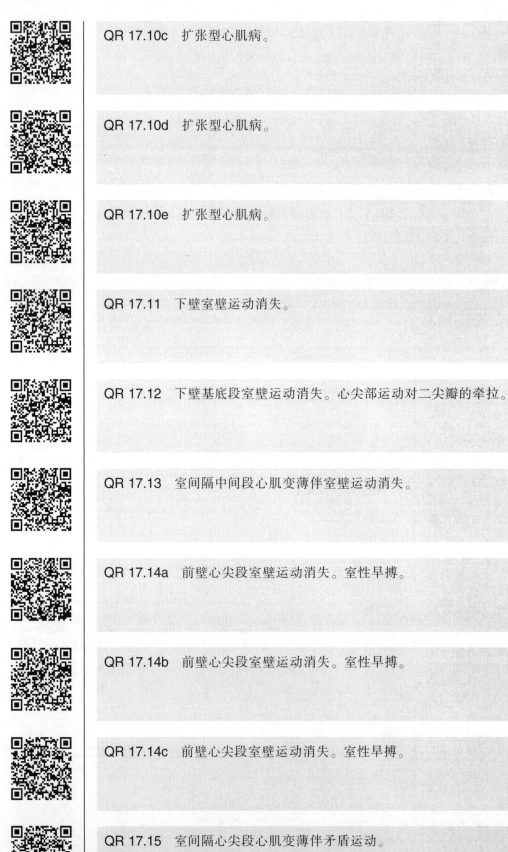

QR 17.10c　扩张型心肌病。

QR 17.10d　扩张型心肌病。

QR 17.10e　扩张型心肌病。

QR 17.11　下壁室壁运动消失。

QR 17.12　下壁基底段室壁运动消失。心尖部运动对二尖瓣的牵拉。

QR 17.13　室间隔中间段心肌变薄伴室壁运动消失。

QR 17.14a　前壁心尖段室壁运动消失。室性早搏。

QR 17.14b　前壁心尖段室壁运动消失。室性早搏。

QR 17.14c　前壁心尖段室壁运动消失。室性早搏。

QR 17.15　室间隔心尖段心肌变薄伴矛盾运动。

QR 17.16 室间隔基底段及中间段心肌收缩功能减低。相比之下,室间隔心尖段及侧壁心肌收缩正常。

QR 17.17a 室间隔运动消失。

QR 17.17b 室间隔运动消失。

QR 17.18 室间隔矛盾运动。

QR 17.19a 负荷超声达峰时正常的室壁运动增强。

QR 17.19b 负荷超声达峰时正常的室壁运动增强。

QR 17.20 右室心肌肥厚——右室肌小梁显著。

QR 17.21 短轴切面——正常室壁运动。

QR 17.22 短轴切面——侧壁室壁运动减弱。

QR 17.23 房性期前收缩时心肌增厚现象仍存在。

室壁运动异常

注意：分析室壁运动异常是一件让人头疼的事，甚至会使你血压升高。你可以不同意我们所有对图像里的室壁运动异常节段的解释，有自己不同的看法，找出我们命名方法中的错误。

参考资料将在本章末给出。

1.我们试图"迅速而轻松"地解释这些心肌的节段，使其非常容易理解（但是或许有时这只适合于口头交流）。

2."牛眼图"用来观察室壁运动消失和运动减低只是主观上的判断，在不同的见解之间还有很大的争议，你有不同意我们的解释的自由。

口头交流中的混乱名称：

在口头交流过程中，用不太精确但简洁的语言表述室壁运动异常往往更简单，每一个使用超声心动图的人都应该明白：下壁、前壁、侧壁、间隔。当我们为了描述精确而牺牲其容易交流的特点后，就会有些人听不懂了。让人迷惑的不是我们复杂的描述，而是前后不一致的混乱名称，我们对心外科医生、冠状动脉造影医师、医学生、家庭医生或者护士的描述（和我们的室壁运动分析）是不一样的。

举些例子：

胸骨旁长轴切面，准确的名称是基底段后侧壁和中间段后侧壁，后壁是不准确的，但是我们在日常交流中就是这样用的。在心尖切面有两个问题：首先，在心尖长轴的三腔心切面与四腔心切面中，室壁的中间段、基底段与心尖段的划分是不同的；其次，下壁和间隔的术语虽然不准确，但是当没有超声心动图图像时，它们经常在简短的交流中使用。

在心尖四腔心切面中，中间段和基底段被描述成"间隔和侧壁"是不准确的，但使用起来简洁明了。

● **技术小贴士**　在胸骨旁长轴切面和心尖长轴切面中，描述中间段和基底段，在给出结论前应该先比较两者的一致性。

QR 18.1　基底段前间壁运动消失。

QR 18.2a　中间段前间壁运动消失。

QR 18.2b　中间段前间壁运动消失。

QR 18.3　基底段和中间段前间壁运动消失，基底段和中间段后侧壁运动减低。

QR 18.4a　基底段后侧壁运动消失，心尖牵拉二尖瓣腱索。

QR 18.4b　基底段后侧壁运动消失，心尖牵拉二尖瓣腱索。

QR 18.5　基底段后侧壁运动消失。

QR 18.6　基底段和中间段后侧壁运动消失，二尖瓣受心尖牵拉，腱索增粗和片状钙化。

QR 18.7　基底段和中间段后侧壁运动消失，二尖瓣受心尖牵拉，左室和左房扩张。

QR 18.8　基底段和中间段后侧壁运动消失，中间段前间壁运动减低，左室扩张，二尖瓣受心尖牵拉，基底段前间壁增厚。

QR 18.9a　左室基底段下壁室壁瘤,室壁运动异常导致二尖瓣关闭不全。

QR 18.9b　左室基底段下壁室壁瘤,室壁运动异常导致二尖瓣关闭不全。

QR 18.10a　下壁运动减低。

QR 18.10b　下壁运动减低。

QR 18.10c　下壁运动减低。

QR 18.10d　下壁运动减低。

QR 18.11　下壁运动消失合并瘢痕。

QR 18.12a　基底段下壁运动消失。

QR 18.12b　基底段下壁运动消失。

QR 18.12c　基底段下壁运动消失。

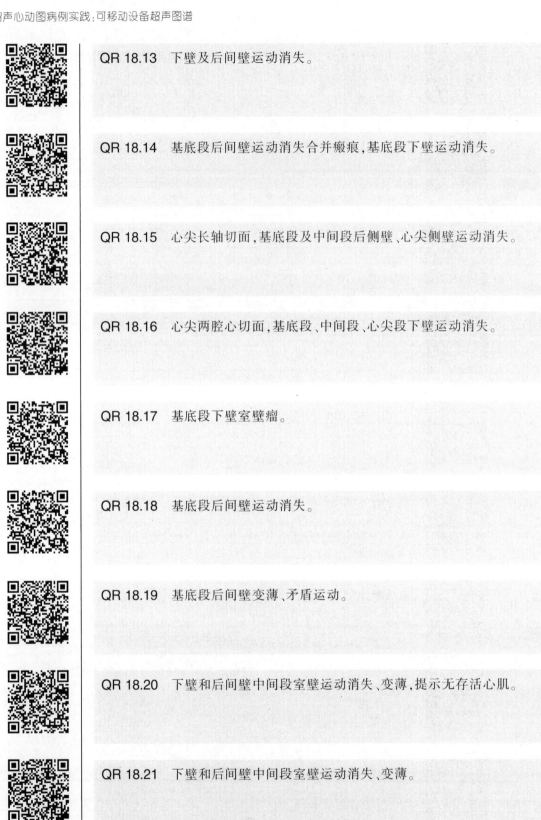

QR 18.13　下壁及后间壁运动消失。

QR 18.14　基底段后间壁运动消失合并瘢痕，基底段下壁运动消失。

QR 18.15　心尖长轴切面，基底段及中间段后侧壁、心尖侧壁运动消失。

QR 18.16　心尖两腔心切面，基底段、中间段、心尖段下壁运动消失。

QR 18.17　基底段下壁室壁瘤。

QR 18.18　基底段后间壁运动消失。

QR 18.19　基底段后间壁变薄、矛盾运动。

QR 18.20　下壁和后间壁中间段室壁运动消失、变薄，提示无存活心肌。

QR 18.21　下壁和后间壁中间段室壁运动消失、变薄。

QR 18.22　后侧壁、下壁和后间壁中间段室壁运动消失。注意正常的前间壁与无运动的后间壁交界处的转折点(9点钟位置)。

QR 18.23　基底段、中间段、心尖下壁运动消失。心尖下壁血栓。前壁的心内膜显示欠佳。

QR 18.24　下壁矛盾运动,经胃超声检查,右心室辅助导管装置将血液输送到肺动脉。

QR 18.25　下壁矛盾运动。

QR 18.26　间隔基底段矛盾运动。

QR 18.27　室间隔变薄、运动消失、回声增强。

QR 18.28　基底段前间壁运动消失,左室肥大。

QR 18.29　中间段前间壁运动消失。

QR 18.30　中间段前间壁矛盾运动。

QR 18.31　心尖段间隔运动消失,心尖侧壁矛盾运动。

QR 18.32　心尖段间隔运动消失。

QR 18.33　前壁和前间壁运动消失,心室中间段短轴。

QR 18.34　心尖段运动消失。

QR 18.35a　左室心尖段室壁瘤。

QR 18.35b　左室心尖段室壁瘤。

QR 18.36　左室心尖段室壁瘤,基底段后间壁肥厚(梗死周围)。

QR 18.37　左室心尖段室壁瘤,心尖侧壁与心尖部室壁瘢痕运动消失。

QR 18.38　中间段后间壁运动消失,心尖段间隔运动消失,心尖段侧壁运动消失,左室血流淤滞,形成自发显影。

QR 18.39　中间段后间壁运动消失。心尖段间隔运动消失,基底段后间壁肥厚(梗死周围),这是短缩的四腔心切面,真正的心尖帽没有显示出来。心尖的厚度应该更薄,或与周围间隔及侧壁的厚度类似。虽然有一条起搏器导线,但是 QRS 波群是窄的,表明室壁运动异常不是因起搏产生的。

QR 18.40　扩张型心肌病。弥漫性室壁运动异常,心尖帽和心尖段侧壁瘢痕(室壁瘤)变薄运动消失。左室血流淤滞,形成自发显影。由于心尖段伪影(提示血栓)的影响使图像太模糊,而不能诊断为机化血栓,仔细观察发现它超过了心尖顶部,朝向探头。

QR 18.41　中间段后间壁运动消失,心尖段室间隔运动消失,心尖段侧壁运动消失,中间段前侧壁运动消失,左室呈球形扩张,起搏器导线在右房内。

QR 18.42　心尖段间隔和中间段后间壁运动消失,基底段后间壁运动减低,左室心尖段假腱索表现像三角形的肌小梁,腱索不够粗,所以没有超声反射,右心房扩张。

QR 18.43　中间段到心尖段的巨大室壁瘤,限制性的假腱索(三角形的肌小梁),心尖段模糊的伪影不是血栓。

QR 18.44　基底段和中间段后间壁运动消失,左室扩张。

QR 18.45　基底段和中间段后间壁室壁瘤,本例患者的起搏器没有影响或阻碍室壁运动的分析。

QR 18.46a　侧壁运动消失。

QR 18.46b　侧壁运动消失。

QR 18.47　心尖段侧壁和中间段前侧壁运动消失,心尖部矛盾运动。

QR 18.48　心尖段侧壁运动消失。

QR 18.49　基底段和中间段侧壁运动消失。

QR 18.50　扩张型心肌病,基底段下壁和基底段后侧壁厚度保持正常。

QR 18.51a　基底段和中间段前侧壁室壁变薄、运动消失(瘢痕),二尖瓣腱索断裂,二尖瓣重度关闭不全。

QR 18.51b　基底段和中间段前侧壁室壁变薄、运动消失(瘢痕),二尖瓣腱索断裂,二尖瓣重度关闭不全。

QR 18.51c　基底段和中间段前侧壁室壁变薄、运动消失(瘢痕),二尖瓣腱索断裂,二尖瓣重度关闭不全。

QR 18.52a　侧壁室壁运动异常,所涉及两个侧壁节段的连接处心内膜显示欠佳,提示应进行超声造影。

QR 18.52b　侧壁室壁运动异常,所涉及两个侧壁节段的连接处心内膜显示欠佳,提示应进行超声造影。

QR 18.53　间隔瘢痕、变薄、运动消失,扩张型心肌病。

QR 18.54　基底段和中间段间隔运动消失,中间段下壁运动消失,右室游离壁运动消失。

QR 18.55a　下壁心肌梗死。

QR 18.55b　下壁心肌梗死。

QR 18.55c　下壁心肌梗死。

QR 18.55d　下壁心肌梗死。

QR 18.55e　下壁心肌梗死。

QR 18.55f　下壁心肌梗死。

QR 18.55g　下壁心肌梗死。

QR 18.56　心尖部运动减低,侧壁运动消失。

QR 18.57　扩张型心肌病心肌弥漫性运动异常,仅基底段前侧壁室壁运动正常,中间段前侧壁显著变薄、运动消失。

QR 18.58　扩张型心肌病心肌弥漫性运动异常,左室壁仅有基底段间隔厚度保持正常。

QR 18.59　扩张型心肌病心肌弥漫性运动异常,左室壁仅有前壁和前间壁厚度保持正常,有很少量的心包积液和右室起搏器导线产生的伪影。

QR 18.60　植入起搏器的心肌病患者。无运动的室间隔,侧壁运动减低,心尖段室间隔(接近右室起搏器尖端处)矛盾运动,基底段和中间段后间壁运动消失并轻微增厚,心尖段侧壁、中间段和基底段前侧壁运动减低。

QR 18.61　室间隔瘢痕、运动消失,左室扩张型心肌病合并弥漫性室壁运动异常,右室游离壁运动正常,起搏器导线,房扑。

QR 18.62　短轴切面。弥漫性室壁运动异常,室壁运动像旋动门把手。

QR 18.63　间隔厚度保持正常, 由于束支传导阻滞导致前壁和前间壁运动异常。

QR 18.64　心肌厚度保持正常,由于束支传导阻滞导致间隔运动异常。

QR 18.65　短轴显示前侧壁运动减低,少量心包积液。

QR 18.66　间隔运动消失,经胃底切面。

QR 18.67　由于有心包积液,基底段后侧壁显示非常清晰,厚度正常,心尖段前壁和中间段前侧壁室壁运动减低。

QR 18.68　运动减低的右室游离壁,右室扩张,室间隔随呼吸移位。

QR 18.69　心尖段右室游离壁变薄、运动消失。

QR 18.70a　右室壁运动消失,经胃超声检查。

QR 18.70b　右室壁运动消失,经胃超声检查。

QR 18.71a　室性早搏对室壁运动的影响。

QR 18.71b　室性早搏对室壁运动的影响。

QR 18.71c　室性早搏对室壁运动的影响。

QR 18.71d　室性早搏对室壁运动的影响。

QR 18.71e　室性早搏对室壁运动的影响。

QR 18.72　心尖段间隔运动消失,心尖段右室房室起搏心律,左室肥大。

QR 18.73　右室由右室心尖部起搏。

QR 18.74　心脏呈球形,心肌运动减低,扩张型心肌病。

QR 18.75　双心室呈球形,心功能减低,少量心包积液。

室壁运动测试

接下来这些室壁运动异常是作者在一些病例中用非标准的方法（与前面讨论的一样）获得的,可以先观看这些视频,然后关闭进行测试。

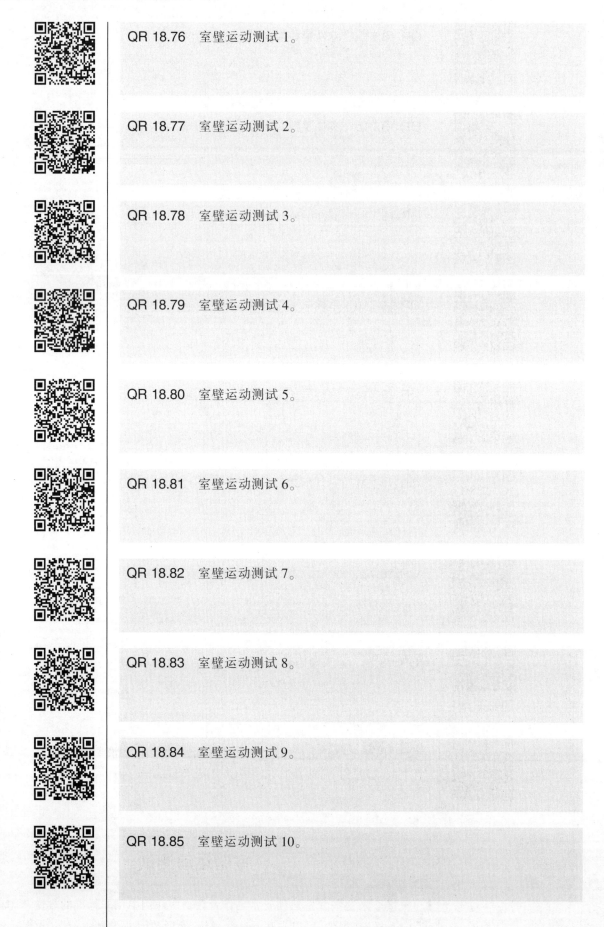

QR 18.76 室壁运动测试1。

QR 18.77 室壁运动测试2。

QR 18.78 室壁运动测试3。

QR 18.79 室壁运动测试4。

QR 18.80 室壁运动测试5。

QR 18.81 室壁运动测试6。

QR 18.82 室壁运动测试7。

QR 18.83 室壁运动测试8。

QR 18.84 室壁运动测试9。

QR 18.85 室壁运动测试10。

QR 18.86　室壁运动测试 11。

 QR 18.87　室壁运动测试 12。

 QR 18.88　室壁运动测试 13。

 QR 18.89　室壁运动测试 14。

 QR 18.90　室壁运动测试 15。

 QR 18.91　室壁运动测试 16。

 QR 18.92　室壁运动测试 17。

 QR 18.93　室壁运动测试 18。

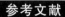

参考文献

Lang RM, Bierig M, Devereux RB, et al. American Society of Echocardiography's Nomenclature and Standards Committee; Task Force on Chamber Quantification; American College of Cardiology Echocardiography Committee; American Heart Association; European Association of Echocardiography, European Society of Cardiology. Recommendations for chamber quantification. *Eur J Echocardiogr.* 2006;7:79–108. *See Figure 8 on page 92.*

Cerqueira MD, Weissman NJ, Dilsizian V, et al. American Heart Association Writing Group on Myocardial Segmentation and Registration for Cardiac Imaging. Standardized myocardial segmentation and nomenclature for tomographic imaging of the heart. A statement for healthcare professionals from the Cardiac Imaging Committee of the Council on Clinical Cardiology of the American Heart Association. *Circulation.* 2002;105:539–542.

Rudski LG, Lai WW, Afilalo J, et al. Guidelines for the echocardiographic assessment of the right heart in adults: a report from the American Society of Echocardiography endorsed by the European Association of Echocardiography, a registered branch of the European Society of Cardiology, and the Canadian Society of Echocardiography. *J Am Soc Echocardiogr.* 2010;23:685–713. *See Figure 1 and Figure 2.*

索 引